五十肩，一定治得好！

疼痛職人診所院長 **徐子恆** 著

徐子恆醫師用千例臨床經驗
找出真正關鍵，
教你如何重拾健康肩膀！

CONTENTS

【推薦序】一本守護肩膀的健康指南——林信安 _12
　　　　30 分鐘,解我 10 年肩痛沉痾——吳漢成 _14
　　　　不僅肩痛患者必讀,更是推動醫療知識普及
　　　　的重要作品——劉燦宏 _18
【作者序】五十肩不必忍,積極面對邁向痊癒之路 _22

【閱讀之前】
30 秒速診!
不是所有的肩痛都是五十肩

我可能是五十肩,該怎麼做? _29
　　→莫驚莫害怕,樂觀面對
　　→尋求醫師協助,接受治療
　　→早期治療,把握黃金期
　　→後續保養與復健,要循序漸進

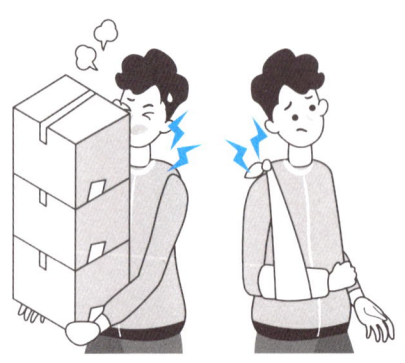

第 1 章
你該知道的五十肩大小事

1-1 人體活動範圍最大的關節 _34
認識肩關節結構
認識肩關節的旋轉肌群

1-2 什麼是「五十肩」? _37
關節囊、沾黏、疼痛機制

1-3 五十肩的分類與分期 _42
原發性五十肩 vs. 繼發性五十肩
三大分期：疼痛期→冰凍期→解凍期
　→第 1 期：疼痛期（發炎期）
　→第 2 期：冰凍期（沾黏期）
　→第 3 期：解凍期（恢復期）

1-4 誰容易得五十肩？ _46
常見的好發年齡與族群
常見的共病關係

1-5 如何診斷五十肩？ _49
診間測試
　→主動性活動性測試
　→被動性活動性測試
　→觸診與其他測試
X 光、超音波、核磁共振的角色
　→超音波檢查
　→ X 光檢查
　→核磁共振

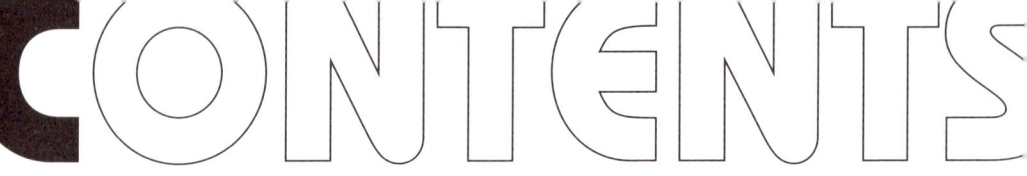

第 2 章
治療百百種，五十肩應該怎麼治療？

2-1 五十肩的治療方式 _56
　　治療肩關節的方法多元且因人而異
　　西醫治療：減輕疼痛、消炎並恢復肩關節活動度
　　　→口服藥物：初期緩解疼痛的第一線工具
　　　→震波治療：減輕疼痛、提升肩膀活動範圍
　　　→注射治療：止痛效果多為短期
　　　→復健運動：要靠「動」才能解凍
　　　→關節鬆動術與手術治療：侵入性療法是最後選項
　　中醫治療：降低痛覺敏感度，協助鬆解或剝離沾黏
　　物理治療：舒緩疼痛、放鬆軟組織、肌力恢復與動作協調
　　進階特殊治療：頑固型五十肩的解方
　　　→改良式微創關節囊擴張術
　　　→清醒下無痛鬆動術

2-2 「疼痛」與「沾黏」兩者都改善，五十肩才算好！ _78
　　痛減輕後馬上做伸展運動，預防沾黏惡化

2-3 診問五十肩真實案例分享 _80
　　52 歲林太太案例　　肩痛放著等它好，越放越嚴重驚覺抬不起來
　　45 歲王先生案例　　吃藥復健好麻煩，錯過治療黃金期
　　55 歲林董事長案例　一開始以為是拉傷，沾黏後才發現是五十肩
　　62 歲張老闆案例　　很認真到處治療，卻還是沒有好
　　45 歲李小姐案例　　痛到想掛急診，原來不是只有五十肩在作怪
　　52 歲曾執行長案例　五十肩不痛了，姿勢還是怪怪的！？

2-4 想要成功治療五十肩，正確診斷與早期介入「很重要」 _90

正確診斷與早期介入好得快
接受完整治療有必要
病程長短與個體差異
　→健康狀況會影響病程
　→與治療配合度息息相關
　→五十肩本身也存在不同類型
　→疼痛閾值和心理狀態

2-5 五十肩，這樣治療才正確 _95

五十肩不同時期的正確治療方法

第 3 章
治療都做了，五十肩還是沒有好？

3-1 五十肩本身的複雜因素 _102

五十肩的病情表現差異甚大
肩關節囊持續慢性發炎
年齡增長修復力下降
關節活動度受限與肌肉失衡
心理怕痛導致惡性循環
發病前就有「長年痠痛史」
重新學會如何使用身體
錯誤運動或過度使用問題
　→長久以來動錯了
　→錯誤代償造成

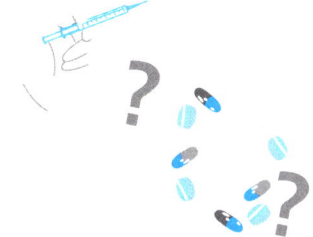

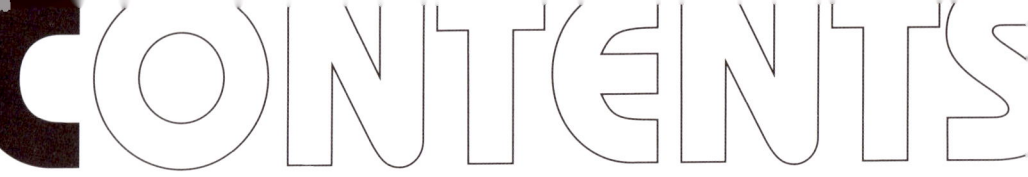

3-2 大多數人治療的瓶頸與盲點　_116

重治療、輕復健：過度依賴外部介入
只看「痛不痛」，忽略「動不動」
忽略全身狀態（血糖控制不良、甲狀腺等）

3-3 其實你不是五十肩？！　_122

誤會可大了！肩痛地圖帶你一探究竟
常見誤解為五十肩的肩痛
- → 1. 能動但會痛──旋轉肌腱發炎或撕裂
- → 2. 肩膀夾到了！──肩夾擠症候群
- → 3. 年輕人肩痛別忽略──肩盂唇撕裂
- → 4. 肩痛其實是脖子在作怪？──頸因性肩痛
- → 5. 肩膀裡長了石頭？──鈣化性肌腱炎
- → 6. 肩痛的根源在中段背部──胸椎功能不良
- → 7. 胸廓出口症候群──手麻、肩緊，不是五十肩！

3-4 大多醫師都棘手的「頑固型五十肩」　_139

肩膀、肩胛骨、頸椎、胸椎環環相扣
配合積極治療效果好──關節囊擴張術、清醒下無痛鬆動術
侵入性較高的療法通常是最後手段
「頑固型五十肩」並非不可治癒的絕症

第 4 章
五十肩常見的問題或誤解 Q&A

Q1：什麼是五十肩？　_148
Q2：五十肩可以預防嗎？　_148
Q3：五十肩有什麼症狀？　_149
Q4：誰容易得五十肩？　_149
Q5：五十肩自己會好嗎？　_150
Q6：五十肩的病程自然週期有多久？　_151
Q7：五十肩要怎麼治療？　_151
Q8：「肩關節囊擴張術」是什麼？　_152
Q9：有哪些運動可以在家自己做復健？　_153
Q10：除了復健運動，還可以多做什麼？　_154
Q11：肩膀痛、手抬不高就是五十肩嗎？　_155
Q12：只有 50 歲以上的人才會得五十肩嗎？　_156
Q13：五十肩是因為肩膀太少活動、凍住了嗎？　_157
Q14：五十肩究竟該冰敷還是熱敷？　_158
Q15：得了五十肩該多休息，還是應該多活動？　_159
Q16：治療五十肩需要打針或吃藥嗎？　_160
Q17：五十肩一定要開刀治療嗎？　_161
Q18：針灸、按摩等傳統療法對五十肩有效嗎？　_162
Q19：五十肩好了以後還會再犯嗎？　_163
Q20：五十肩真的能完全痊癒嗎？會不會以後都抬不高？　_164

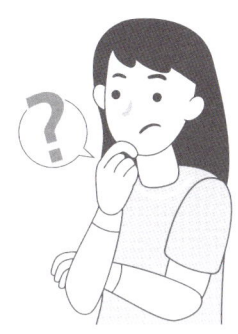

第 5 章
五十肩自救法：從日常應用技巧到復健伸展、肌力增強

5-1 掌握心法！6 項五十肩復健運動基本原則 _168
五十肩的復健運動基本原則
- → 1. 溫和伸展、循序漸進
- → 2. 肌力訓練先輕後重
- → 3. 先等長訓練，再做離心與向心訓練
- → 4. 避免劇烈疼痛
- → 5. 正確姿勢、注意代償
- → 6. 放鬆呼吸、穩定動作

5-2 緩慢又溫和！12 種五十肩復健運動 _172
簡易伸展的五十肩復健運動
- → 1. 鐘擺運動
- → 2. 爬牆／指尖爬牆
- → 3. 毛巾上舉伸展
- → 4. 背後毛巾內旋伸展
- → 5. 交叉手臂伸展
- → 6. 肩關節外旋棒式伸展
- → 7. 肩關節內旋棒式伸展
- → 8. 桌面前伸滑動
- → 9. 桌面側伸滑動
- → 10. 睡姿後肩囊伸展
- → 11. 門框胸肌伸展
- → 12. 肩後上舉伸展

5-3 好還要更好！8 種五十肩康復期運動 _196
適合五十肩康復期的運動
- → 1. 肩關節等長內旋／外旋
- → 2. 彈力帶外旋
- → 3. 彈力帶內旋
- → 4. 肩關節水平外展
- → 5. 肩關節斜角上舉
- → 6. 蝴蝶夾胸
- → 7. 牆上推掌
- → 8. 站姿俯臥撐

5-4 日常小技巧！肩膀復健應用在生活中　_212

肩膀復健的生活應用小技巧
- → 1. 正確睡姿
- → 2. 抱物、提物姿勢調整
- → 3. 避免長時間固定姿勢
- → 4. 穿脫衣服技巧
- → 5. 拿取物品的策略
- → 6. 善用熱療放鬆

【結語】
五十肩是可以痊癒的！　_217

治療是過程，不是奇蹟
制定合理的計畫，理解康復是起伏的曲線
提醒自己再撐一下，給肩膀多一點時間
治療不是單方面的施與受，信任彼此效果才會好
從今天開始動起來，為痊癒之路累積資本

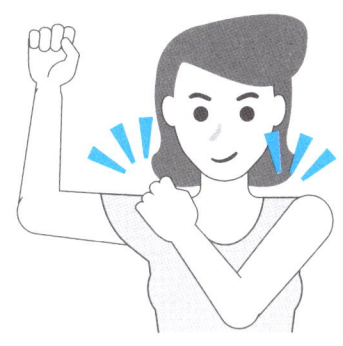

\ 推薦序 /
一本守護肩膀的健康指南

　　我是徐醫生的病人也是他的高中導師，有時候打球腳不舒服，多虧子恆細心專業的看診，使我依然能馳騁球場，回想他在建中讀書的時候，學業成績亮麗（這是成為醫生的基本條件），更難得的是，他具備了成為一個好醫生的條件，例如人緣極佳、具備同理心、關心班上事務、做事有條有理。去看診時有時候雖然多等了一下，但是他細心照顧病人的態度，身為老師很欣慰他踏上行醫之路。

　　這次很榮幸可以閱讀他的大作《五十肩，一定治得好！》，並且以一般民眾的角度來介紹這本書。作者首先從五十肩的大小事談起，包含了認識五十肩的症狀，再談到如何治療，讓讀者對於五十肩有簡單初步的認識；第二、三章則細談五十肩治療的各種面向（西醫、中醫、物理治療等等），結合不同的治療案例，剖析病患治療的心路歷程，讓讀者能夠充分了解治療的方式、

治療會面臨的問題與瓶頸。本書不僅提供五十肩的治療方法，還附上各種迷思與問題的 Q&A，最值得一提的是，本書還提供多樣有效的五十肩復健運動，並且附上照片，可以按照書中方法完成有效的復健與康復運動。

我不是第一次寫推薦序，但是能幫學生的書寫推薦感覺很興奮，年過五十，雖然沒有罹患五十肩，但是身邊不乏受五十肩所苦的親友，包含我的太太（也是子恆治好的）、同事、球友等等，本書內容豐富充實，文字淺顯易懂，沒有太多艱深的醫學名詞，並且常常配合圖形的講解，我會推薦他們可以買一本放在家裡當成守護健康的指南。

建國中學數理資優班召集人
建國中學科學班召集人
林信安

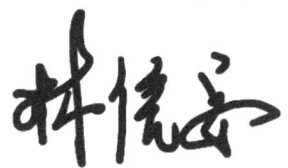

\ 推薦序 /

30 分鐘，解我 10 年肩痛沉痾

對深陷五十肩困擾的患者而言，《五十肩，一定治得好！》不僅僅是一本醫學書，更是一盞明燈，照亮那些長年與肩痛搏鬥的幽暗長路。而作者徐子恆醫師，正是那位真正走進病患身體與心靈深處的醫者。

我與左臂的鈣化性肌腱炎及五十肩對抗，已逾十載。疼痛如潮汐來襲，穿衣、入睡、翻身──這些曾幾何時微不足道的日常，都成了每一天的嚴峻試煉。

直到我遇見徐子恆醫師。

初診時，他沒有急著下診斷，也沒有倚賴制式 SOP，而是詳細聆聽、親自觸診、以超音波搭配動作測試，精準找出我肩部問題的真正原因。全程 30 分鐘，他以熟練的筋膜鬆解技術與注射整合處置，讓我多年的僵硬與疼痛大幅緩解。那一刻，獲得釋放的不僅是我的

身體,更是信念的重建:我第一次深刻體會到,我的肩膀有了「痊癒」的可能。

這種療效並非來自奇蹟,而是來自徐醫師對肩關節病理的透徹理解與豐富實證。《五十肩,一定治得好!》正是這份醫學實力的具象呈現。書中結合理論與臨床,從肩關節解剖、生理病程,到五十肩的分期分類、診斷策略、常見誤診類型(如鈣化性肌腱炎、肩夾擠症候群、頸因性肩痛)等,皆條理分明,深入淺出。他所強調的「不是所有肩痛都是五十肩」,更是解開無數患者多年來的誤診,甚至是誤治枷鎖的關鍵鑰匙。

書中提出的核心治療原則——「疼痛」與「沾黏」須同步處理,方能根治——更是擲地有聲。他指出,止痛只是起點,真正的目標在於恢復活動度,打破惡性循環,而這必須仰賴個別化的注射鬆解與循序復健。書中

不僅詳述各種治療選項的優缺點，還搭配清晰插圖與案例分析，例如肩關節囊擴張術、PRP 增生治療、清醒下無痛鬆動術……等，對所有患者而言，無疑是珍貴的醫學指南。

　　徐醫師行醫多年，臨床經驗豐富，卻從不以「專家口吻」自傲。他的文字誠懇溫潤，講解邏輯清晰，從診間延伸到書本，讓人既感安心又能深入理解病情。我相信，無論是五十肩患者、照顧者，還是初入門的醫護人員，皆能從本書中獲益良多。

　　醫術之外，更令人動容的，是徐醫師的「醫心」。他願為患者耗費心力、擘劃復健藍圖；他堅持對症施治，不輕率注射、不貿然開刀；他深知病痛不止於肩，更在於心。在今日醫界，如此仁心仁術的醫師與深具洞見的醫書，實屬難得。

謹以我個人經驗,為本書與徐醫師的價值見證。若您也正為肩痛所苦,願它成為您擺脫疼痛的一盞明燈;若您是醫療同道,願它成為您行醫路上的指引。願為疼痛所苦的我們都能掙脫桎梏,重新掌握舉手投足的自在,不再讓五十肩主宰人生。

吳漢成律師事務所主持律師
台東律師公會理事
親身受益者 吳漢成 律師

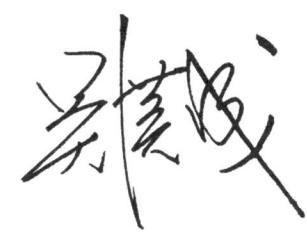

\ 推薦序 /

不僅肩痛患者必讀，
更是推動醫療知識普及的重要作品

在過去臨床的歲月裡，遇過無數為肩痛所苦的患者。他們舉手難伸、夜不能寐，尋遍大小科別，時常苦無解方。這些病人，不乏醫師、老師、家管、退休長者，甚至年輕運動員——他們的共通點是，被冠上了「五十肩」的診斷，卻未必得到真正有效的治療。

徐子恆醫師的這本書，正是為這群人而寫。他不只是一位致力於治療五十肩的臨床醫師，更是一位發表五十肩相關研究的疾病專家。在臨床上，徐醫師結合超音波、注射治療、徒手鬆動與復健策略，針對不同階段與不同類型的五十肩量身打造個別化方案。這本書，將科學知識與臨床經驗融合的，一目了然。

《五十肩，一定治得好！》這本書不僅僅介紹了五十肩的症狀與治療，更進一步破解許多迷思：諸如

五十肩真的會自癒嗎？是不是做熱敷電療就好？此外，書中也收錄了許多真實案例，讓讀者了解「治療失敗的原因，常常不是方法錯，而是診斷錯、時機錯、順序錯」，這樣的方式，讓五十肩患者不致陷於見樹不見林的狀況，更是能讓患者不只治得好，而且能治得更好。

我特別欣賞書中強調「不是每個肩痛都是五十肩」，這提醒了我們在面對病人時不能掉以輕心。對五十肩的診斷與治療，不能只是制式的貼布、止痛藥或一般物理治療，更需要解剖學的敏銳判斷、影像學的輔助，以及與患者配合的復健計畫。徐醫師在書中詳細解析這一切，並以通俗易懂的方式傳達給廣大讀者，無論是病患、家屬或醫療專業人員，都能從中獲益。

在這個醫療資訊爆炸、卻充斥錯誤訊息的時代，一

本兼具專業性與可讀性的健康書籍實屬難得。《五十肩，一定治得好！》不僅是一本肩痛患者的指引書，更是一部推動正確醫療知識普及的重要作品。我誠摯推薦這本書給所有肩痛患者，並願我們在知識與實踐之中，自助也幫助更多人找回他們的健康與生活品質。

台北市立萬芳醫院院長
台北醫學大學心智意識與腦科學研究博士學位學程教授
劉燦宏

\ 作者序 /

五十肩不必忍，
積極面對邁向痊癒之路

「醫生，我治療都有做，為什麼還是不會好？我要痛一輩子了嗎？」這是我最不忍心聽到的問題，因為我知道，這句話背後是滿滿的無助與害怕。

從醫以來，診間中幾乎每天都有五十肩病患。有人試過止痛藥、類固醇、針灸、復健、徒手推拿，卻還是好不了；也有人乾脆放棄治療，以為「年紀到了就這樣」，將生活範圍越縮越小，漸漸失去了對人生的掌控感。

每天最簡單的動作——梳頭、穿衣、伸手拿碗，都要用到肩膀。有人忍到最後，只能用另一隻手扶著，勉強把患側手臂抬起一點點，卻還是痛到眼角泛淚。

但這真的是五十肩的結局嗎？

事實上,多數人不是不去治療,而是在「錯誤的時間」接受了「錯誤的治療」。明明努力想要痊癒,結果卻越治療越糟。我曾有患者遠在澳洲,得到五十肩之後,遲遲等不到適合的治療,半年後因緣際會,選擇跨洋找到我;才知道,一個正確的治療,一個月就能帶來非常明顯的改善。

　　這些年,看過太多被錯誤治療耽誤的患者,我總想,如果他們能早點知道正確的方式,結果會不會不同?過去,五十肩常被斷章取義地說成「放著久了就會好」,但在我的門診中,許多患者不僅沒有痊癒,反而更加嚴重,甚至留下無法挽回的後遺症。

　　這本書《五十肩,一定治得好!》,寫給正在被五十肩困擾的你。從五十肩的由來到正確的治療方式,本書不只讓你了解,還會一步步陪著你走過五十

肩的漫漫長路。

　　書中，我也統整了診間病人最常問的問題與迷思，一一破解，讓你不再被網路上零散甚至錯誤的資訊誤導（參見本書第4章）。我最希望帶給患者的觀念是：五十肩不必忍，更不是「等它好」就能真正痊癒。積極面對，才是最好的方式。

　　不同於其他疾病，五十肩非常注重治療前的預防與治療後的運動，因此在本書裡，我加入了大量的運動示範（參見本書第5章），讓讀者可以「一本在手」，隨時隨地做正確的運動，陪伴自己走向康復。

　　多年來，我專注於肩關節疾病的研究與治療，五十肩更是我持續投入的重點。近年來，我也在頂尖國際期刊發表了五十肩治療相關的論文，並持續更新我的治療方式，從早期的關節擴張注射，到現在發展

出「改良式關節擴張注射」與「清醒下無痛鬆動術」，透過微創鬆解與階段性功能訓練，幫助病人短時間內恢復活動度，減輕疼痛，重拾生活品質。

我希望，這本書不只是一本知識工具書，更能成為你突破五十肩的起點。不論你現在是否正在與五十肩奮鬥，願這本書成為你找回自由與自信的開始，讓未來的你，毫無畏懼地舉手，擁抱這個世界。

【閱讀之前】
30 秒速診！不是所有的肩痛都是五十肩

　　肩膀卡卡不舒服嗎？晚上睡覺總是肩膀痛嗎？被醫生診斷肌腱炎、拉扭傷、肩膀鈣化、五十肩，卻還是對自己的肩膀毫無頭緒？

　　現在，只要花 30 秒，就可快速診斷五十肩！先讓我們做三個簡單的肩膀動作，檢測是否為五十肩？

檢測❶
你無法將手臂伸到背後（內旋與內收受限），或者當你嘗試這個動作時，肩膀前方或後方會疼痛。

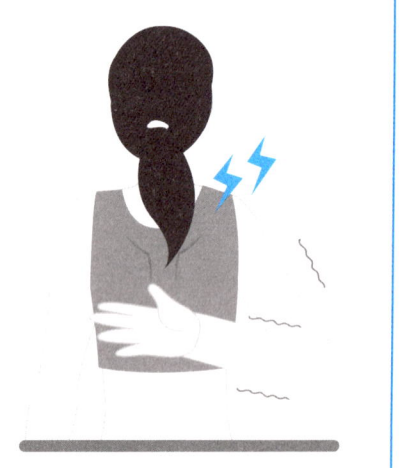

檢測❷

你無法將手臂抬高到頂。

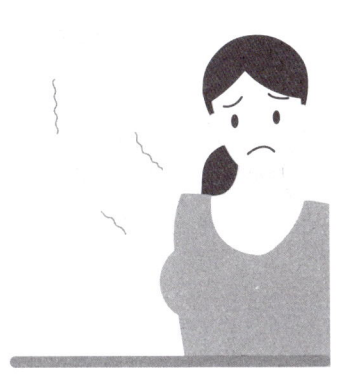

檢測❸

你無法做出「投降姿勢」（外旋與外展受限），兩手無法對稱地往後擺，或在動作的極限時感到患側肩膀疼痛。

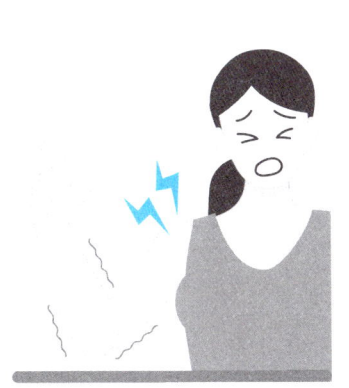

以上症狀，你有幾種呢？

0 項―恭喜你有好肩膀

1 項―你可能有肩膀問題，請注意後續是否有變差

2 項―你可能有肩膀問題，建議須就診

3 項―你很可能是五十肩

測試完之後，你的肩膀正受到「五十肩」的困擾嗎？別擔心！繼續看下去！

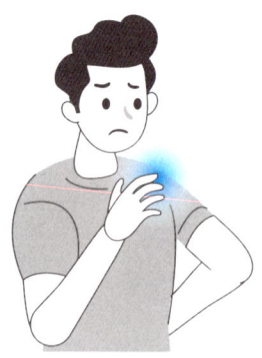

▌我可能是五十肩,該怎麼做?

如果簡單檢查後發現自己可能就是五十肩,千萬別著急。按照以下幾點建議做,我來陪你戰勝五十肩、重拾肩膀的靈活自如:

莫驚莫害怕,樂觀面對

首先,請放下過度的恐懼和擔心。與大多數疾病一樣,五十肩並非不治之症;隨著時間和適當治療都會逐漸好轉。

我門診目前遇到超過 99.7% 的患者,若及時接受正確的處置,肩膀皆能達到 9 成以上改善。樂觀面對五十肩,積極配合治療、加速復原。

尋求醫師協助,接受治療

儘早就醫尋求專業意見非常重要。經驗豐富的醫師會透過問診和影像同時檢查來確認你是否真的罹患五十肩,並排除其他可能的問題。

事實證明,五十肩有無接受適當治療差別很大,常需

要藥物及物理治療等多方面介入，因此配合醫師評估與建立治療計畫非常重要。

早期治療，把握黃金期

五十肩在初期就採取治療往往可以事半功倍。如果肩膀疼痛持續超過兩週，應該儘早就醫。五十肩處於「疼痛期」或「冷凍期」的早期介入治療，藥物消炎止痛的效果通常不錯，加上適當的物理治療，往往能較快緩解症狀並恢復關節活動。

不要拖延，越早治療越能阻止關節囊沾黏惡化。

後續保養與復健，要循序漸進

在急性疼痛緩解後，肩關節的自主復健運動相當重要。醫師或物理治療師會教授你一些肩部伸展與強化運動，務必每天持之以恆練習，才能改善沾黏、增加活動度。

舉例來說，可在熱敷後進行前後擺動手臂的鐘擺運動（參見第173頁）或沿牆爬手等動作（參見第174頁）來逐步伸

展肩關節囊。

然而,運動量要循序漸進,常遇到患者求好心切導致過度拉扯肩膀,再度引發炎與加重沾黏,使得五十肩的發炎和沾黏反覆發作。

因此,定期回診追蹤也很重要,建議在專業人員指導下調整復健計畫,才能確保肩膀恢復正常功能。

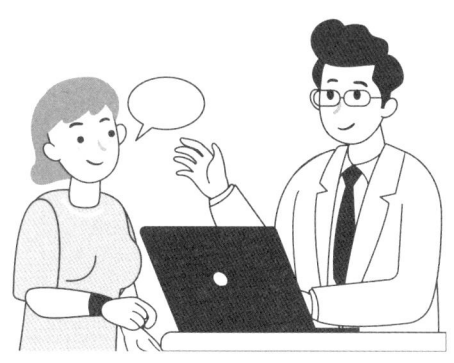

1

你該知道的
五十肩大小事

「五十肩」醫學名是沾黏性肩關節囊炎，
顧名思義，就是肩膀的關節囊發炎並產生沾黏，
導致肩關節疼痛僵硬、活動受限。
據統計，約每 100 人中就有 2～5 人深受五十肩困擾。
五十肩最常見於 40～60 歲的中壯年族群，
偶爾也會有 40 歲以下或 70 歲以上的患者。

人體活動範圍最大的關節

　　肩關節是人體活動範圍最大的關節，由三塊骨頭組成：分別是上臂（肱骨）、肩胛骨，以及鎖骨。

▌認識肩關節結構

　　肱骨與肩胛骨的關節盂形成主要的肩關節，又稱盂肱關節，屬於杵臼關節（ball and socket joint），允許手臂在多個方向大幅度擺動旋轉。然而，肩胛骨的關節盂相對淺小，就像「高爾夫球和球座」的結構，因此肩關節能擁有較大的活動度但也較不穩定，需要靠軟組織來維持穩固。

　　包覆在肩關節外圍的是肩關節囊，它是一個鬆弛的纖維囊袋，從肩胛骨的關節盂邊緣連接到肱骨頭的位置，將關節包覆成一個密閉空間。關節囊的內部有滑液膜，可分泌滑液潤滑關節，使肩胛骨與肱骨之間順暢滑動。

　　正常情況下，肩關節囊相當柔軟且具有彈性，當我們舉手或轉動肩膀時，囊膜會適度伸展以配合動作幅度。而在囊膜外側，還有數條韌帶增強肩關節的穩定性，共同防止肩關節脫臼。

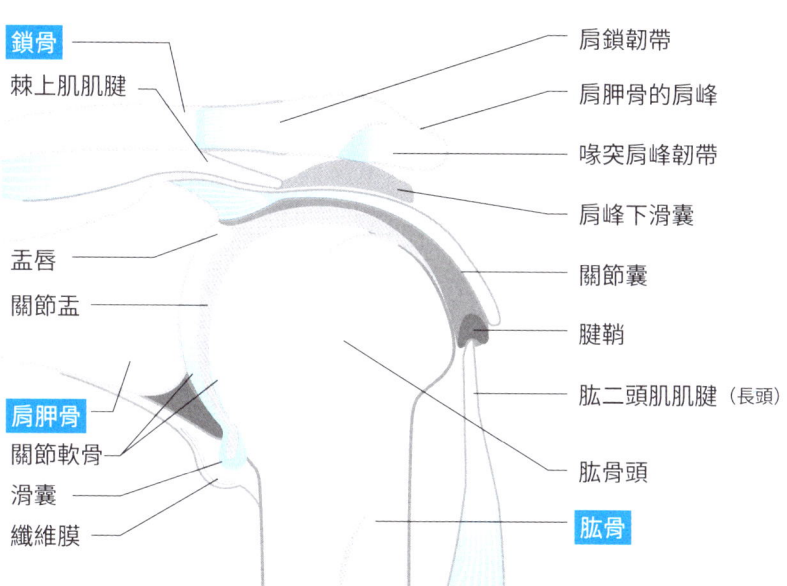

肩關節的解剖結構示意圖

認識肩關節的旋轉肌群

除了關節囊與韌帶,肩關節周圍的肌肉群對肩部穩定性與運動也至關重要。其中最著名的是環繞肩關節的旋轉肌群(俗稱旋轉袖,包括棘上肌、棘下肌、小圓肌和肩胛下肌,參見第125頁),它們的肌腱與關節囊融合,形成肌腱袖套住肱骨頭,不但協助肩部各方向的運動,亦提供關節的動態穩定。

另外,肩峰下滑液囊等數個滑液囊位於肩關節周圍,如減震墊般減少肌腱與骨頭間的摩擦。

總結來說,肩關節的結構就像一座依靠肌肉、肌腱和關節囊平衡的大型活動關節:它靈活自如,但也因穩定度主要仰賴軟組織而較易受到傷害。

如果這些軟組織(特別是關節囊)出了問題,肩膀的活動將大受影響。

02 什麼是「五十肩」？

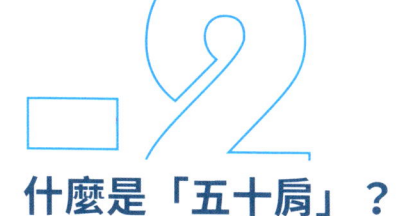

「五十肩」的醫學正式名稱是沾黏性肩關節囊炎（Adhesive Capsulitis），顧名思義，就是肩膀的關節囊發炎並產生沾黏，導致肩關節疼痛僵硬、活動受限。

根據統計，大約每 100 人中就有 2～5 人一生中會受到五十肩的困擾，該疾病好發於 50 歲左右的人群，所以在臺灣俗稱為「五十肩」；在英文裡則稱作「冰凍肩」（Frozen Shoulder），意指肩膀彷彿被凍住了一般不聽使喚；在中國大陸等地，五十肩也常被稱為「肩周炎」或「凝肩」，反映出肩關節周圍軟組織發炎的本質。

值得注意的是，「五十肩」這個名稱並不表示只有 50 歲才會罹患此病。事實上，五十肩最常見於 40～60 歲的中壯年族群，而在診間，偶爾也會有 40 歲以下或 70 歲以上的患者。

由於原發性的五十肩確切病因尚未明瞭，很多時候患者是在沒有明顯誘因的情況下逐漸發病，因此將這類找不到特定原因的案例稱為「原發性五十肩」。

相對地，如果患者在肩膀外傷、手術後或有其他肩部疾病（例如旋轉肌撕裂、嚴重肩峰下滑液囊炎等）之後出現肩關節攣縮僵硬，稱為「次發性五十肩」或「繼發性五十肩」。

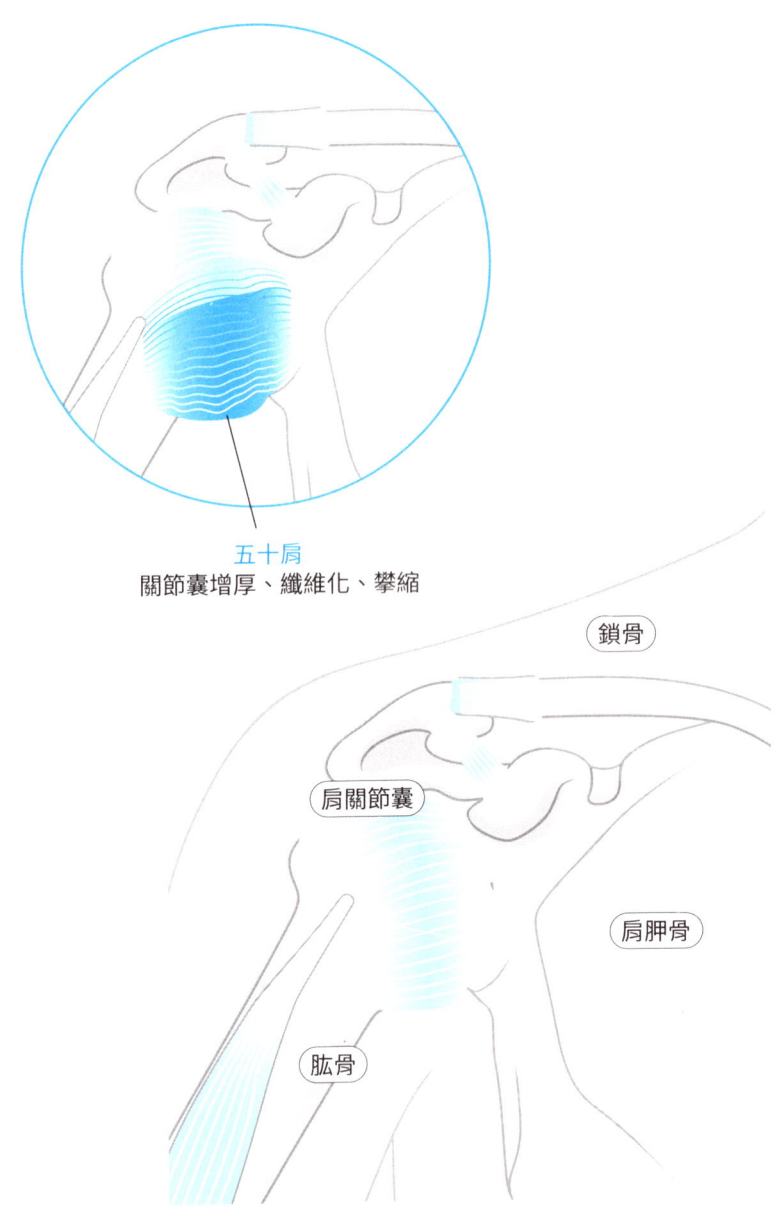

五十肩
關節囊增厚、纖維化、攣縮

(鎖骨)

(肩關節囊)

(肩胛骨)

(肱骨)

五十肩呈現肩關節囊增厚、纖維化、攣縮

38　五十肩，一定治得好！

「繼發性五十肩」通常有明確的誘因，例如車禍受傷後長期不敢動肩膀，或中風後患肢肩關節長期缺乏活動等，最後引發關節囊沾黏炎症。

總而言之，「五十肩」是一種以肩關節囊發炎沾黏為特徵的疾病，因好發年紀約在五十上下而得名，但並非年齡到了才會得、也非只有單一成因。

關節囊、沾黏、疼痛機制

五十肩的肩關節到底發生了什麼變化，使得患者常常如此疼痛又僵硬呢？答案就在於前面提到的關節囊。

正常的關節囊柔軟且富含滑液，但當它因某些原因產生發炎反應時，滑液分泌減少，關節囊組織充血腫脹，內部開始形成纖維蛋白沉積和疤痕組織。隨著時間推移，關節囊會變得肥厚、攣縮，原本鬆弛有彈性的肩關節逐漸沾黏、緊縮，甚至和關節腔內的骨頭表面病理性黏連在一起。就好比一個原本寬鬆的衣服縮水變小，肩關節囊一旦變得狹窄緊繃，肩膀活動的空間就被大大限制住了。

在五十肩初期的發炎階段，關節囊的發炎會刺激疼痛受器，因此患者即使在靜止不動時也可能隱隱作痛，活動時更是疼痛明顯。

很多人會因為一動就痛而不敢再動，然而這種長期避而

不動的自我保護行為反而讓關節囊更容易沾黏、變得更緊。

隨著發炎進一步發展，肩關節進入纖維化沾黏階段，此時囊膜內大量的成纖維細胞開始增生膠原纖維（尤其是第三型膠原），使得關節囊變厚、變硬。到了這個階段，肩膀最典型的特徵就是「僵硬」，不僅自己主動抬不起手臂，即使他人幫忙用外力硬推，肩膀也彷彿被卡住一樣動彈不得。

疼痛的機制方面，除了早期的發症反應，後期關節囊的攣縮本身也會引起疼痛。當患者嘗試超出沾黏範圍活動時，緊縮的囊膜被強行拉扯，就會產生劇烈的牽拉痛。有些患者甚至在日常生活中稍微一碰撞或做特定動作時，就會痛得肌肉痙攣，不得不停下。

許多人發現晚上疼痛特別明顯，尤其天氣寒冷時疼痛會加劇。這是因為夜間靜止不動時關節循環變差、發炎物質滯留，加上姿勢壓迫，更容易引發疼痛。此外，寒冷會使肌肉和軟組織僵硬，疼痛閾值降低。五十肩患者常形容「晚上痛到難以入眠，翻身壓到肩膀就痛醒」。

總而言之，五十肩的疼痛與僵硬是一體兩面：發炎造成疼痛，疼痛導致不敢活動，關節不動又讓沾黏更嚴重，進而產生更劇烈的疼痛，形成一種惡性循環。因此了解五十肩的分期和治癒過程，有助於我們制定合適的治療策略，陪伴患者安全度過每個階段。

纖維母細胞
組織纖維化

少動

關節活動度差
肌肉萎縮

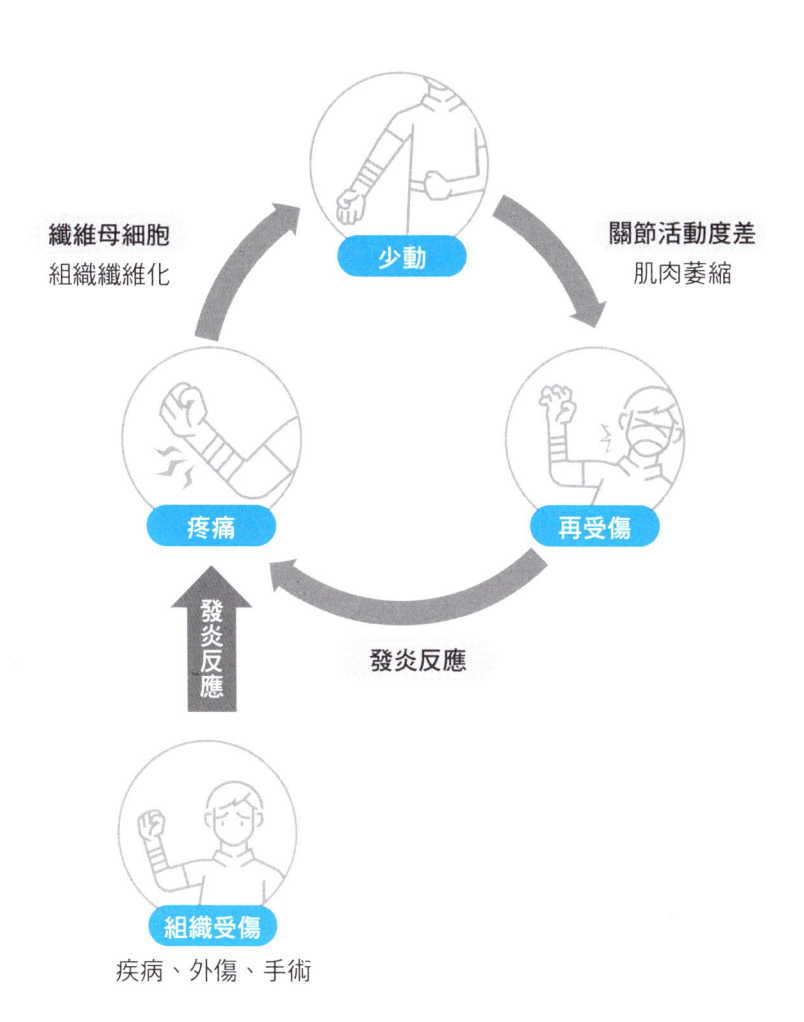

疼痛

再受傷

發炎反應

發炎反應

組織受傷
疾病、外傷、手術

疼痛常見的惡性循環

1.3 五十肩的分類與分期

了解是哪一類型的五十肩,有助於醫師針對病因(若存在)一併治療,例如控制糖尿病、治療相關的肩旋轉肌損傷等。

▍原發性五十肩 vs. 繼發性五十肩

五十肩依成因可分為兩大類:原發性(特發性)和繼發性。

原發性五十肩是指沒有明確誘因自行發作的情形,占大多數,好發於 45～65 歲的族群,女性比例較高。

由於找不到特定病因,學界推測可能與體質或內分泌代謝有關,例如糖尿病或甲狀腺疾病患者發生原發性五十肩的機率明顯比較高。

繼發性五十肩則是由已知誘因導致的肩關節囊炎症沾黏,例如肩部曾經外傷骨折、肌腱撕裂,或因其他手術、疾病造成肩膀長期不動等。

任何使肩關節長時間活動度下降的情況,都可能引發繼發性五十肩。簡單來說,一種是莫名其妙自己黏住了,一種是有原因地黏住了。

三大分期：疼痛期→冰凍期→解凍期

五十肩的病程發展通常分為三個階段，雖然每個階段的長短因人而異，但典型特徵相當明顯（參見第 45 頁「五十肩的三階段病程示意圖」）。

第 1 期：疼痛期（發炎期）

此期肩關節開始出現自發性疼痛，休息時也可能隱隱作痛，夜間疼痛尤其顯著。持續幾週後，患者會感覺肩膀活動逐漸受限，但僵硬程度還不嚴重。由於一動就痛，很多人因而減少活動，但過度不用反而可能加重沾黏。疼痛期通常持續約 2～9 個月左右。

第 2 期：冰凍期（沾黏期）

進入此期，肩關節囊明顯沾黏、纖維化，關節活動度大幅下降。患者肩膀嚴重僵硬，「卡卡」的情形突出，即使他人用力幫忙也抬不起手臂。

日常生活受影響，例如無法梳頭、穿內衣，難以手臂上舉拿東西等，甚至睡覺壓到患側肩膀都會疼痛。

冰凍期疼痛感反而比前期稍減，主要是在強迫動作末端時才會痛，但生活功能明顯受限。冰凍期可能持續約 4～12 個月。

第 3 期：解凍期（恢復期）

經過漫長的冰凍期後，關節囊的炎症逐漸消退、沾黏慢慢鬆解，肩膀活動度開始一點一滴恢復。此期疼痛感明顯減輕，患者會發現動作角度漸增，不再像以前那樣卡住。

解凍期的長度變異很大，短則幾個月，長則可達 1 ～ 2 年之久。有部分患者在解凍期末可以恢復肩關節活動。

但根據研究指出，即使最後肩膀不痛了，大約有 20% ～ 50% 的人，肩膀活動角度仍會有「輕微到中度」的永久受限；有 10% ～ 15% 的人，活動度受限嚴重到影響日常生活功能（像是無法梳頭、扣內衣或拿高處物品等）。

以上三期的劃分主要根據症狀變化，但現實五十肩的分期可能會有重疊。例如有些患者在冰凍期仍有顯著疼痛，或在疼痛期末期就出現明顯僵硬。

不過，這種分期幫助我們理解五十肩的自然演變：先痛→痛且僵→僵且不痛→逐漸解凍。而透過適當治療可以縮短各階段持續時間、減輕疼痛，這也是我們鼓勵及早就醫的原因。

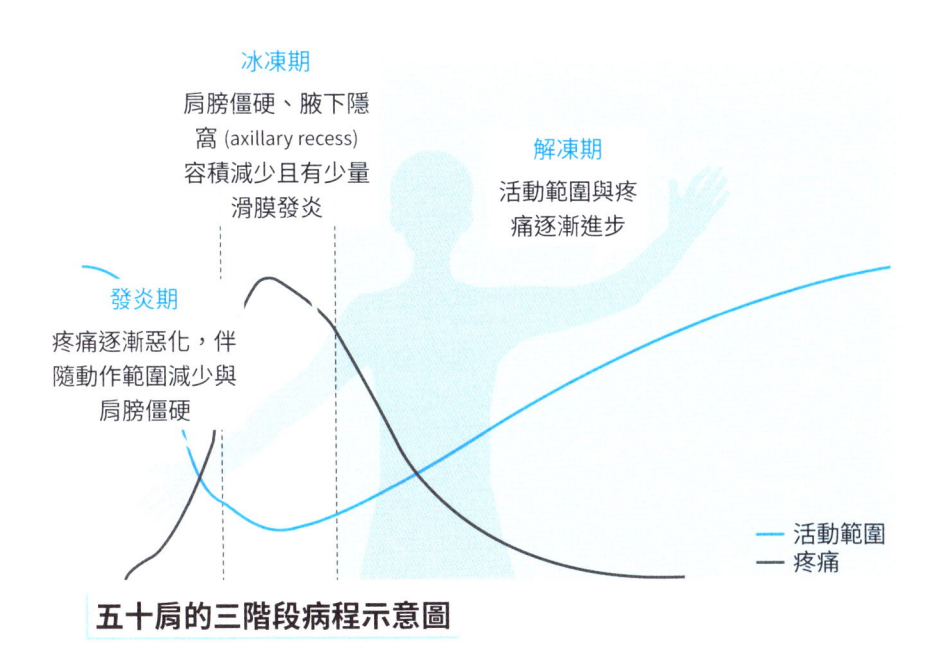

冰凍期
肩膀僵硬、腋下隱窩 (axillary recess) 容積減少且有少量滑膜發炎

解凍期
活動範圍與疼痛逐漸進步

發炎期
疼痛逐漸惡化，伴隨動作範圍減少與肩膀僵硬

—— 活動範圍
—— 疼痛

五十肩的三階段病程示意圖

誰容易得五十肩？

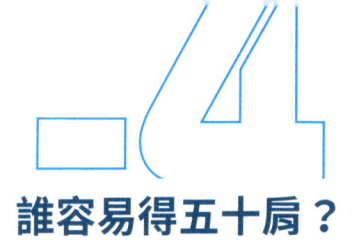

基本上，中年女性、糖尿病患，以及肩膀長期不活動或過度使用的人，都是五十肩的好發族群。

常見的好發年齡與族群

五十肩最典型的族群是中年人，尤以 40～60 歲年齡段為發病高峰。

女性患者明顯多於男性：約 70% 的五十肩患者為 40～60 歲的女性。臨床上推測，女性在更年期前後的荷爾蒙變化可能影響結締組織柔韌度，加上此年齡層女性常需要承擔家務勞動，肩關節反覆使用易累積傷害，因此更容易罹患五十肩。

另外，糖尿病患者是一個重要的高風險族群，尤以女性糖尿病患發生五十肩的機率更高。

糖尿病患者的五十肩不僅更常見，病程往往更嚴重、恢復更慢，甚至較容易雙側肩膀都中鏢。因此，若有糖尿病史的人出現肩膀僵硬疼痛，更要特別提高警覺，及早處理。

除了年齡和性別，長期缺乏肩部活動的人也較容易得到五十肩。

如果因工作型態久坐少動，或上肢有其他傷痛導致肩膀

長期不常活動，肩關節囊可能因為沒有經常被伸展而變得容易緊縮黏連。

一些職業需要反覆舉手過肩的勞動者，到了中年後也可能因為累積的微創傷引發肩周組織退化，進而引發五十肩。

常見的共病關係

臨床研究發現，五十肩常與其他疾病或身體狀況伴隨發生，這些共病（合併症）可能提高罹患五十肩的風險。

除了上面提到的糖尿病（其發生五十肩的機率是一般人的 5 倍以上），甲狀腺功能異常（無論甲狀腺亢進或低下）患者的五十肩發生率也高於常人。

另外，中風後偏癱的病人，由於患肢肩部長期缺乏自主運動，約三分之一會在復健過程中出現肩關節僵硬疼痛，這其實就是繼發性的五十肩。

心臟病或心臟手術後有肩部活動減少的患者，也被觀察到五十肩的發生率增加。

除此之外，帕金森氏症等神經退行性疾病患者、癲癇病史患者、慢性肺病患者、類風濕性關節炎等自體免疫疾病患者，罹患五十肩的機率都略高於一般人。

雖然這些共病與五十肩的確切關聯機轉仍在研究中，但推測可能涉及全身性發炎因子增加、結締組織變性或長期活

動量低等因素。

　　需要強調的是，共病的存在會使五十肩的治療更具挑戰。例如糖尿病患者因組織癒合能力較差、血糖控制不良時發炎較難消退，他們的五十肩恢復往往較慢，疼痛也更難控制。因此，若你本身有上述疾病，平時更應注意肩關節的保健與活動，一旦出現肩膀僵硬疼痛，要及早介入治療。

　　同時，醫師在治療五十肩時也會一併評估並管理這些共病，例如調整糖尿病患者的血糖控制，加強帕金森氏症患者的關節活動訓練等，以提高五十肩治療的效果。

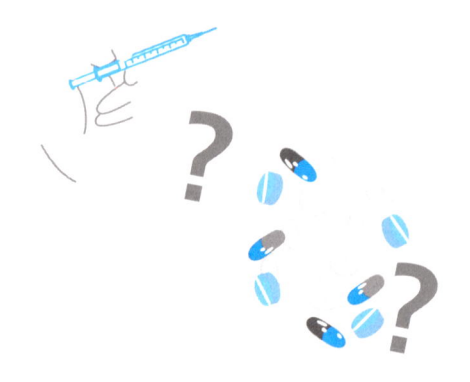

如何診斷五十肩？

診斷五十肩，醫師在問診時，會詳細詢問你的病史：肩痛開始的時間、是否有外傷、疼痛的程度和特性、夜間痛是否影響睡眠，以及影響肩膀活動的日常生活事項等。

診間測試

典型五十肩病史是逐漸引起的肩痛，無明顯外傷誘因，疼痛隨時間加重並出現活動受限，尤其是某些動作做不起來，例如無法舉手過頭或梳頭、手臂往背後伸也困難。若病人描述出來的情況很吻合五十肩特徵，醫師心中會高度懷疑。

主動性活動性測試

接著醫師會進行肩關節活動度測試（參見第 51 頁「肩關節的活動度測試」），你可能會被要求做出各種肩膀動作，例如向前平舉手臂、側向張開手臂外展、將手肘彎曲在平面外轉，以及將手臂向上彎曲肘部後繞到背後去觸摸對側肩胛骨。

在沒有任何輔助的情況下，根據你主動能舉起的角度有多少，哪個方向的活動最受限，並注意你是否因疼痛而代償出不正常的動作（例如聳肩、身體側傾等）。

被動性活動性測試

　　醫師還會幫你做被動活動測試：也就是放鬆肩膀，讓醫師來幫你抬手、轉動肩膀。假如連醫師用外力都無法將你的肩關節活動到正常幅度，而且在過程中引發明顯疼痛，那五十肩的診斷幾乎可以確立。

　　這種主動與被動活動範圍都受限的現象，是區分五十肩和其他肩病（如旋轉袖撕裂）的重要線索。

　　因為若是肌腱撕裂，患者自己舉不起手臂但醫師幫忙通常抬得上去；而五十肩即使肌肉無力不是主因，關節本身也會像生鏽的鉸鏈般轉不動，而在五十肩患者，最常見的是手臂外展（平舉開）和外旋（手肘彎曲時將前臂向外轉）這兩個方向特別受限。

觸診與其他測試

　　除了活動度檢查，醫師也會進行觸診和其他測試，來排除類似症狀的疾病。

　　例如按壓肩膀周圍肌腱處看是否有劇痛點，以排除鈣化性肌腱炎或肩峰下滑囊炎；檢查頸椎活動與反射，看是否頸椎神經壓迫造成的肩痛；評估肩關節不穩定性等。

　　若懷疑有次發性五十肩的可能（例如曾有外傷或其他肩部問題），醫師會特別檢查上述那些部分，比如做撕裂的肩袖肌

1 向前平舉手臂	2 將手肘彎曲在平面外轉
3 側向張開手臂外展	4 將手臂向上彎曲肘部後繞到背後去觸摸對側肩胛骨

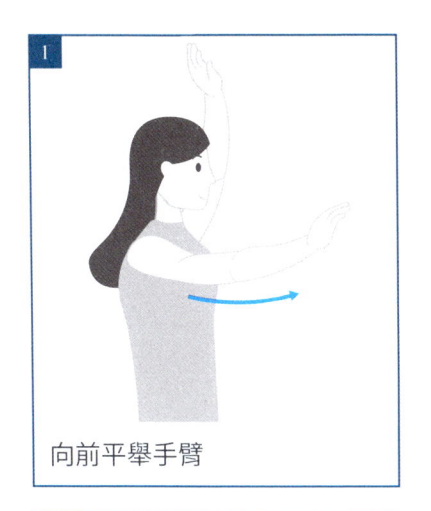

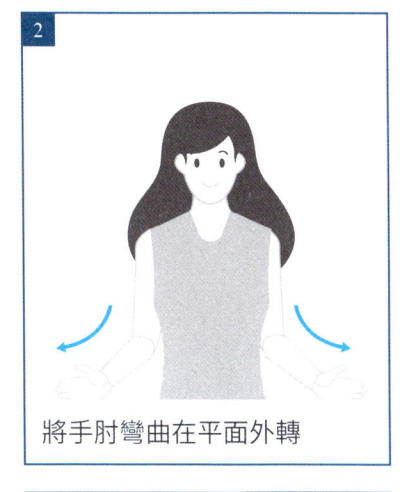

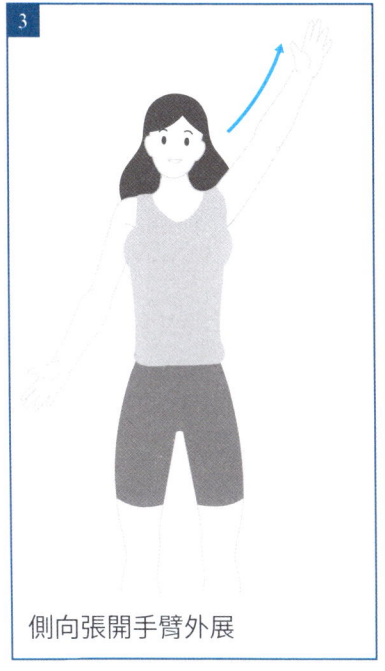

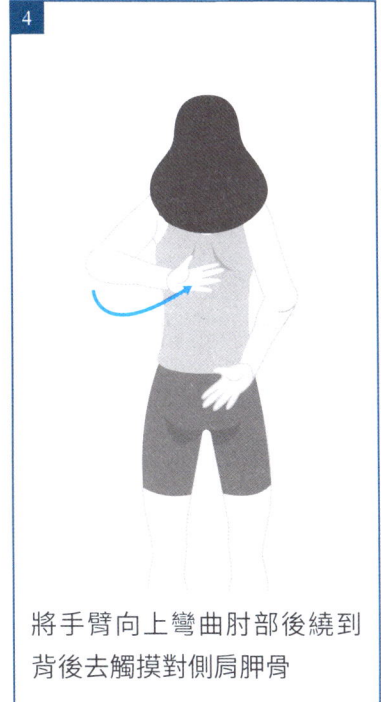

肩關節的活動度測試

第 1 章 你該知道的五十肩大小事　51

力測試、關節唇損傷測試等。如果這些測試誘發特殊症狀，可能提示除了五十肩之外，還合併其他傷病。

X 光、超音波、核磁共振的角色

隨著科技進步，在大多數情況下，五十肩的診斷主要依靠臨床診斷搭配影像檢查，更能增加診斷正確率。

超音波檢查

對於大多軟組織的問題有相當高的價值。而五十肩的成因複雜，若同時涵蓋其他因素，超音波是很好的工具。針對是肩膀肌腱鈣化、肌腱撕裂傷、滑囊炎與關節退化等，皆能藉由超音波的使用來確認診斷並排除其他疾病。

經驗豐富的醫師在超音波下甚至可以看到關節囊的變化，例如肩峰下間隙和關節囊前方的喙肱韌帶區域增厚，這些都有助於是否五十肩的診斷。

此外，超音波還常用於引導治療（例如關節囊內注射擴張治療），在診斷和治療兩方面都有扮演重要的角色。

X 光檢查

通常用於評估較「硬」的構造，並非五十肩診斷上的標準，常用於評估骨性關節炎、骨刺、鈣化點或舊有骨折脫位

等問題。針對上述非五十肩等情形，這些在 X 光下有其相對價值。

核磁共振

如果臨床表現不典型，或懷疑有較複雜的肩關節病變，醫師可能會安排核磁共振（MRI）檢查。

MRI 對軟組織細節的顯示能力最佳，同時可以直接看到肩關節囊是否明顯肥厚、沾黏，以及關節腔內是否有積液、發炎反應。另外像關節唇撕裂、軟骨受損，MRI 都能提供線索。

尤其，對於次發性五十肩的可能，MRI 更能幫助找出誘因（例如：肱骨頭骨折、嚴重關節炎等）。

不過筆者治療千人以上的經驗，MRI 一般在典型五十肩患者並非必需。隨著超音波等科技進步，用於評估肌腱韌帶等軟組織及輔助治療，高層次超音波對於五十肩的診斷與治療大多數足矣；而 MRI 則保留給疑難或懷疑有其他病變的情況做進一步確認。

2

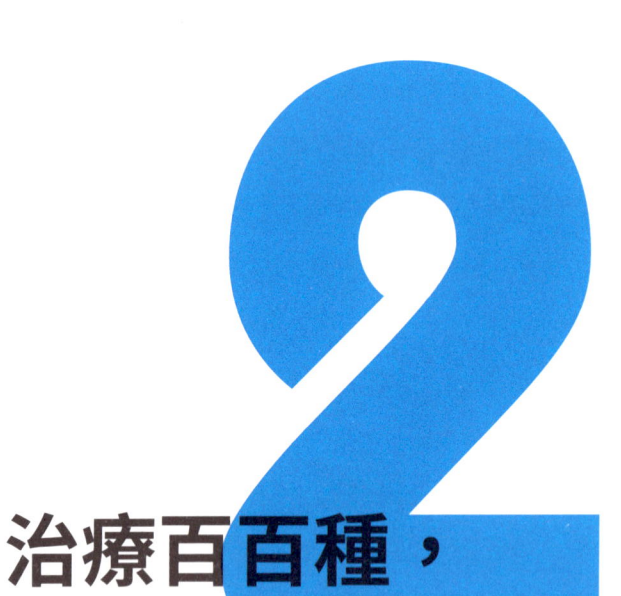

治療百百種，
五十肩應該怎麼治療？

雖然部分患者得五十肩會隨時間緩解，
但過程可能拖上好幾年，
疼痛與活動不便卻嚴重影響生活品質，
更重要的是，後遺症常讓患者後悔當初沒及早治療。
在此，帶你了解西醫、中醫、物理治療，
以及進階特殊治療的原理和適用情況，
幫助你找到最適合的五十肩治療組合

五十肩的治療方式

我們常聽說五十肩治療方法「百百種」，從西醫的藥物、注射，到中醫的針灸、推拿，以及復健科物理治療，甚至是外科手術等等，既讓人擔心當上白老鼠，又讓人難以抉擇。

治療肩關節的方法多元且因人而異

在這一章，帶你了解西醫、中醫、物理治療、進階特殊治療方式的原理和適用情況，幫助你找到最適合的五十肩治療組合。最重要的是要記住：五十肩的治療目標不只是「止痛」，還要「解決沾黏、恢復活動度」，兩者都達成才算真正復原。

五十肩的治療多元且因人而異，一般可分為西醫治療、中醫治療和物理治療三大類。西醫治療是目前的主軸，包括藥物控制疼痛、關節內注射、各種復健運動與關節鬆動術等措施；中醫治療則以針灸、草藥等方法為主，強調調理經絡氣血來減輕症狀；而物理治療則由專業治療師運用熱敷、超音波電刺激和手法運動來改善肩部功能。

西醫治療：減輕疼痛、消炎並恢復肩關節活動度

西醫對五十肩的治療著重在科學解剖和藥理依據，目標

在於減輕疼痛、消炎並恢復肩關節活動度。

治療策略通常會根據病程分階段調整：早期（疼痛期）以止痛消炎為主，使患者能配合後續運動治療；中期（沾黏期）積極進行復健運動和必要的侵入性治療（如注射、關節鬆動）；晚期（解凍期）持續復健直到功能重建。以下細分西醫常用的幾種方法：

口服藥物治療：初期緩解疼痛的第一線工具

口服藥物是五十肩初期緩解疼痛的第一線工具，尤其在肩膀劇痛、影響睡眠時，提供即時的舒緩。常用藥物包括非類固醇消炎藥止痛藥等。此外，醫師可能也會開立肌肉鬆弛劑，減少因疼痛導致的肌肉緊繃。

這類藥物使用方便，適合在急性疼痛期使用。要注意的是長期服用可能引起胃腸不適、消化道潰瘍或腎功能影響等副作用。因此，需在醫師指導下短期使用，並隨時留意身體反應。

除了止痛消炎藥，有時醫師也可能短期使用口服類固醇藥物來減輕肩關節囊發炎，尤其是在疼痛非常嚴重的情況下。不過，由於口服類固醇有較多全身性副作用（如血糖升高、胃不適等），通常不建議長期使用，而是視病情短暫給予幾週劑量。

在使用藥物止痛的同時，把握止痛效果的時間進行活動是關鍵。在診間很多患者誤以為止痛就是為了「讓肩膀休息不痛」，但其實在服藥後疼痛緩解的一小段時間內，要好好利用這個「窗口」去溫和地活動肩關節或做伸展運動。

例如，吃完止痛藥半小時後疼痛減輕，這時在不超過疼痛耐受範圍內，可嘗試做一些肩關節的伸展操。避免因疼痛不敢動，而讓關節更僵硬。

震波治療：減輕疼痛、提升肩膀活動範圍

震波治療透過高能量脈衝，刺激肩關節周圍組織，藉以達到：

1. 促進血液循環，加速修復。
2. 降低慢性發炎，減輕疼痛。
3. 放鬆沾黏組織，改善活動度。
4. 調節神經傳導，進一步止痛。

臨床研究顯示，震波治療可以有效減輕疼痛，提升肩膀活動範圍，尤其適合在五十肩沾黏期作為復健輔助。

注射治療：止痛效果多為短期

當口服藥效有限時，醫師可能會建議注射治療。注射治療的主要目標可分為三類：

1. 快速降低疼痛發炎
2. 減輕關節囊的沾黏
3. 促進關節囊內外構造修復

根據病患的階段與需求,有幾種不同的注射方式可供選擇:

● **類固醇注射**

這是傳統治療五十肩常用的方法。醫師利用針筒將適量的類固醇抗發炎藥物直接注入肩關節囊內。

優點是止痛效果快速明顯,類固醇能強力消炎,減少關節囊發炎腫脹,進而預防或減輕後續的沾黏問題。對於「輕症」患者,大多在注射後短期內疼痛大幅緩解。

少數人注射當下可能有局部疼痛、注射點瘀青或短暫的血糖波動(糖尿病患者需特別留意),極罕見的風險是關節感染(機率不到 1‰)。

此關節內類固醇注射通常在門診即可完成,醫師可能會在超音波導引下更精準地將針頭送入關節,以確保藥效直達。

然而,類固醇注射的止痛效果多為短期,通常可維持數週到一、兩個月。國外研究也發現它對改善肩部活動度有幫助,但疼痛的改善主要在短期。

因此,注射後若疼痛減輕,應趕緊配合復健運動,利用

這段期間積極改善關節活動度,才能將療效最大化。如果單靠一針止痛卻不做治療(如後續伸展與肌力訓練),藥效過去後疼痛可能捲土重來,沾黏問題也尚未解決。

●增生療法

五十肩的病情複雜,患者除了關節沾黏之外,經年累月後往往肩膀內組織早已受損;近年也有一些治療五十肩的新嘗試,例如注射高濃度葡萄糖水或是自體血小板血漿(PRP)治療,希望透過引發輕微發炎反應刺激組織修復,加速關節囊癒合鬆解。

過去增生療法在五十肩的應用證據還有限。在 2023 年底,經筆者多年來治療經驗,統整了 1,139 位使用 PRP 治療五十肩的患者,發表於美國復健醫學會之期刊,結果顯示使用 PRP 治療五十肩患者相較其他患者更優異,達到長期的療效[1]。

然而,並非所有患者都可以使用 PRP 治療五十肩,以筆者實際經驗,在診間因五十肩評估需要注射 PRP 的患者不到 1/4,此項治療需熟練此項目以及疾病的醫師審慎評估,並且搭配後續運動指導建議。

1　Efficacy of Platelet-Rich Plasma Injection on Range of Motion 'Pain' and Disability in Patients With Adhesive Capsulitis: A Systematic Review and Meta-analysis - Archives of Physical Medicine and Rehabilitation

●關節囊擴張術

五十肩患者的在沾黏久了之後，肩關節囊像是攣縮的氣球，關節囊擴張注射是藉由往肩關節囊內打入一定體積的液體，利用液體把黏住的關節囊「撐開」，並逐步恢復肩關節的「彈性」，這是非常直接了當且效果明顯的方法。

具體作法是藉由注射大量生理食鹽水（有時混合少量類固醇或局部麻醉藥）進入關節腔，使關節囊內壓力上升，逐漸將沾黏的內壁撐開剝離。然而，這個過程通常需要藉由超音波導引，確保液體注入正確的位置而非滲漏到周圍，此時醫師的經驗十分重要。

肩關節囊擴張術特別適合疼痛已不那麼劇烈，但活動受限明顯的患者，也就是所謂的「黏著期」或「僵硬期」五十肩。因為此時單純消炎止痛意義不大，重點在於打破沾黏。研究顯示，擴張術對改善關節活動度有良好效果。

在臺灣的臨床上，有些醫師會將低濃度葡萄糖水、玻尿酸等與鹽水混合後注入，希望同時促進組織修復。大多數患者每隔 1～2 週施行一次關節囊擴張注射，約 3～6 次為一個療程，就能大幅改善肩膀的舉手困難。擴張術因為瞬間撐開沾黏，術後幾天內肩膀可能會痠痛，但

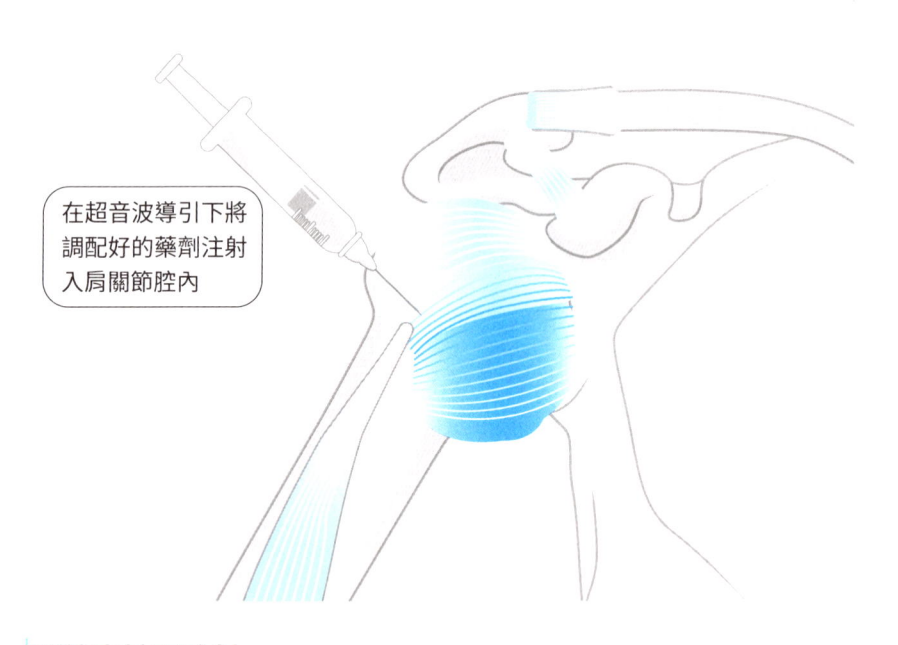

在超音波導引下將調配好的藥劑注射入肩關節腔內

關節囊擴張注射

很快換來明顯的鬆動感。

需要留意的是,擴張術撐開後一定要加上個人化的復健運動,依照患者沾黏的方位、程度給予相對應的運動建議,來持續維持關節活動度,否則沾黏仍可能捲土重來黏回去。

復健運動:要靠「動」才能解凍

無論處於五十肩的哪個階段,復健運動都是治療的根基。在整個治療過程中:一開始透過溫和的活動防止關節囊變得更緊;中期逐步加大伸展幅度以鬆解沾黏;後期則強化肌力與協調性讓肩膀功能完全恢復。

許多研究與臨床經驗都證實,大約九成以上的五十肩患者只要持續規律的復健運動,最終都能明顯改善疼痛和活動度。甚至可以說,「凍住」的肩膀要靠「動」才能解凍。

復健運動通常由復健科醫師或物理治療師指導。治療師會評估你的活動受限方向,例如很多五十肩患者外旋(手臂向外轉)、外展(向側平舉)、內旋(背手動作)這三個方向最卡,就會特別設計這些角度的伸展動作來改善。

一開始動作幅度可以很小、很輕鬆,重點在「常常動、每天動」,哪怕幅度有限也比完全不動好。常見的初期運動包括:鐘擺運動、手指爬牆、毛巾拉手(肩胛下伸展)、跨胸

伸展（抱胸拉伸）等（參見本書第 5 章）。

值得注意的是，有些人擔心動了會痛而乾脆不動，結果形成惡性循環——不動使沾黏更嚴重、更痛更不敢動。因此，復健運動的原則是：「每天都做，循序漸進，不要過痛」。每天持續活動肩膀，哪怕一次只能比前一天多抬高 1 公分，累積下來也是很可觀的進步！

根據筆者臨床經驗，大部分五十肩患者如果認真遵從運動處方，無論在 3 個月或 6 個月後，疼痛都會大幅減輕，活動度明顯提升！甚至有超過九成七以上的患者最終不用開刀，靠保守治療就恢復日常功能（參見第 65 頁「肩關節活動自如的 11 種動作」）。

關節鬆動術與手術治療：侵入性療法是最後選項

當上述保守治療（藥物、注射、復健等）成效仍不理想，或患者肩關節活動受限到影響日常生活無法忍受時，傳統上還有進一步的關節鬆動術和手術等選項。

● **徒手關節鬆動術**

這通常由復健科醫師或治療師在門診進行，是一種手法治療。以專業技術判斷關節囊哪個方向最緊，在患者可耐受的情況下，對肩關節施加特定方向的推拉、滑動力量，逐步鬆解沾黏的關節囊，利用關節面間的滑動來擴

屈曲	伸直	過度伸直	外展

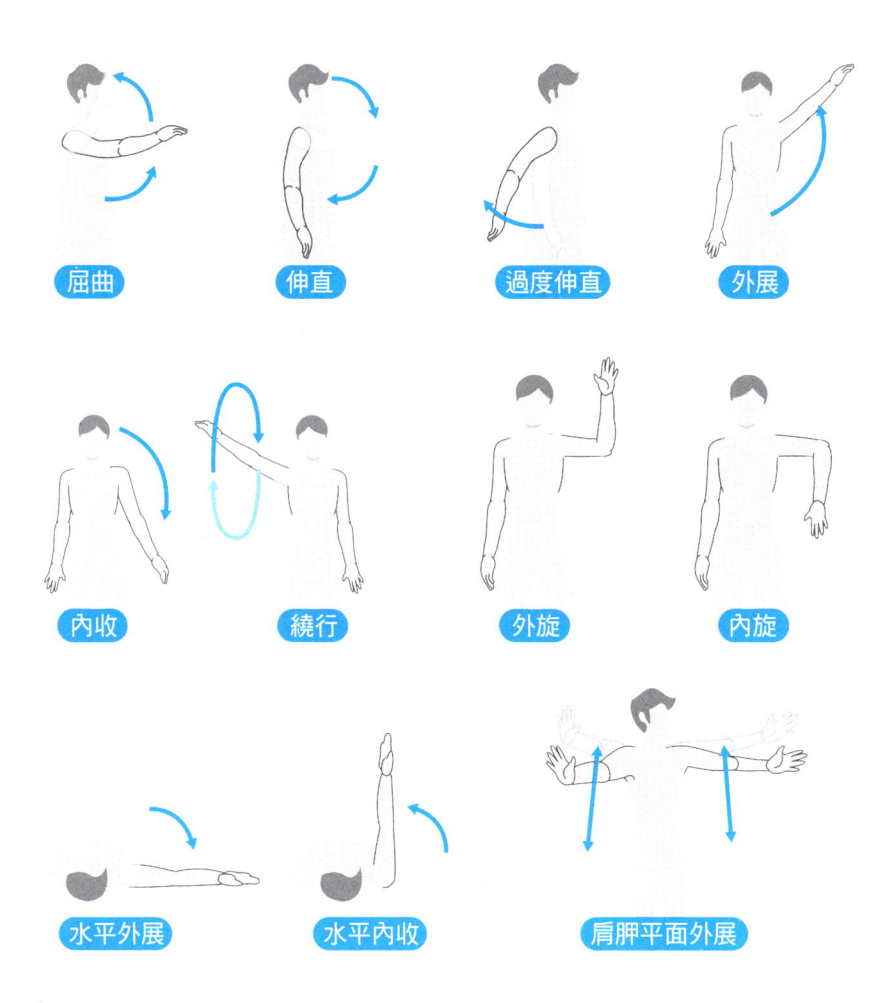

內收	繞行	外旋	內旋

水平外展	水平內收	肩胛平面外展

肩關節活動自如的 11 種動作

大關節活動範圍。

徒手鬆動術有時在治療過程中會引起疼痛或不適,所以治療時會不斷和患者溝通,在「痠爽」和「痛苦」之間拿捏分寸。規律的徒手治療可以配合每次的復健療程進行,逐次一點一點拉開沾黏。

需要強調的是,徒手鬆動不是一次就見效的魔術,需要幾週到幾個月的累積才能看出顯著改善。但它的優點是非手術、非麻醉,相對安全且可控。

●麻醉下關節鬆動操作

當五十肩已經進入嚴重沾黏、手臂幾乎舉不起且保守治療無效的情況,醫師可能建議在全身麻醉下進行關節鬆動操作(Manipulation Under Anesthesia,英文簡稱 MUA),其原理其實跟徒手關節鬆動相似,但因為在全身麻醉下,患者處於完全放鬆且不會感到疼痛的狀態,醫師可以比較大幅度、快速地活動肩關節。醫師會把患者的手臂往各個方向活動到正常範圍,強行將關節囊的黏連拉扯撕開,讓原本舉不過肩的手臂重新舉起。

然而,這種手法也有風險,例如可能拉傷周圍軟組織,甚至非常罕見地發生肱骨骨折或肩袖撕裂。但發生率極低,在經驗豐富的醫師操作下,通常不致於出現嚴重併發症。

高頻探針頭

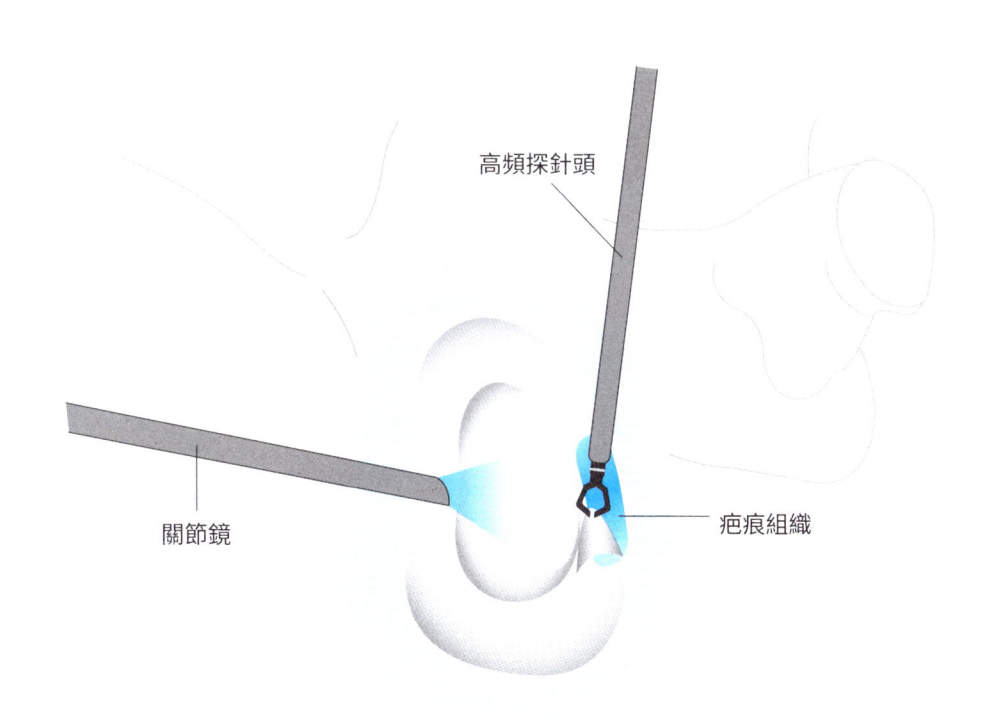

關節鏡

疤痕組織

肩關節鏡手術示意圖

此外,MUA 後一定要立刻展開積極的復健,否則沾黏很可能再度形成。許多醫師會在 MUA 之後幾小時內就開始讓患者做被動關節運動,並在接下來數週內安排密集的物理治療,確保已獲得的關節活動度不流失。

● 肩關節鏡手術釋放僵硬

這是治療五十肩的最後也是最侵入性選項,通常在上述方法均無效、病程又拖得過久(超過一年,且各種治療無效)時才會考慮。

肩關節鏡是一種微創手術,醫生會在肩膀周圍做幾個小切口,插入關節鏡(帶攝影機的細管)和細小手術器械,在螢幕引導下將增厚收縮的關節囊直接用電刀或剪刀剪開、鬆解,來解除肩關節的束縛。手術的目標是 360 度地鬆開關節囊,讓肩胛骨與肱骨關節面之間恢復正常的滑動空間。多數患者術後疼痛明顯改善、活動度提升。不過,仍有少部分人即使術後多年,關節活動度也無法恢復到完全正常,殘留些微僵硬。

尤其糖尿病患者,術後仍可能持續有一定程度的肩部僵硬。此外手術的風險與一般肩關節鏡類似,包括感染、神經血管損傷、麻醉風險等,但發生率極低。術後的復原期約 6～12 週。期間需要不間斷的復健運動來維持手術成果,時常有患者治療後忽略這部分,導致最後功

虧一簣。雖然恢復是個漫長的過程，但只要病人願意投入復健，大多可在幾個月內重拾生活自理能力。

幸運的是，隨著醫學進步多數人不用走到開刀這一步。過去在門診統計顯示，只有一小部分患者因為病程特別頑固漫長、或有合併其他肩部問題（如嚴重旋轉袖撕裂合併五十肩）而考慮手術治療。

一般來說醫師會建議至少經過 3～6 個月「正確」且「積極」的保守治療無效，再討論侵入性療法。

中醫治療：降低痛覺敏感度，協助鬆解或剝離沾黏

除了一般西醫療法，許多五十肩患者也尋求中醫的協助。中醫將五十肩歸屬於「痹症」或「肩凝症」範疇，認為是經絡氣血運行不暢，寒濕滯留關節所致。常見的中醫治療方法，包括針灸、艾灸、推拿按摩和中藥調理等。

針灸的作用機制包括局部止痛、改善血液循環，以及經由神經反射減輕肌肉痙攣等。在五十肩的疼痛期和沾黏期，針灸都可發揮部分效果。

例如，針灸刺激肩部的肩三穴，可以緩解局部疼痛；或著配合遠端經絡穴位，例如小腿的承山穴等，有助調節全身痛覺感受，降低痛覺敏感度。除了止痛，在五十肩進入沾黏期後，針灸也被用來協助鬆解沾黏。

肩三穴

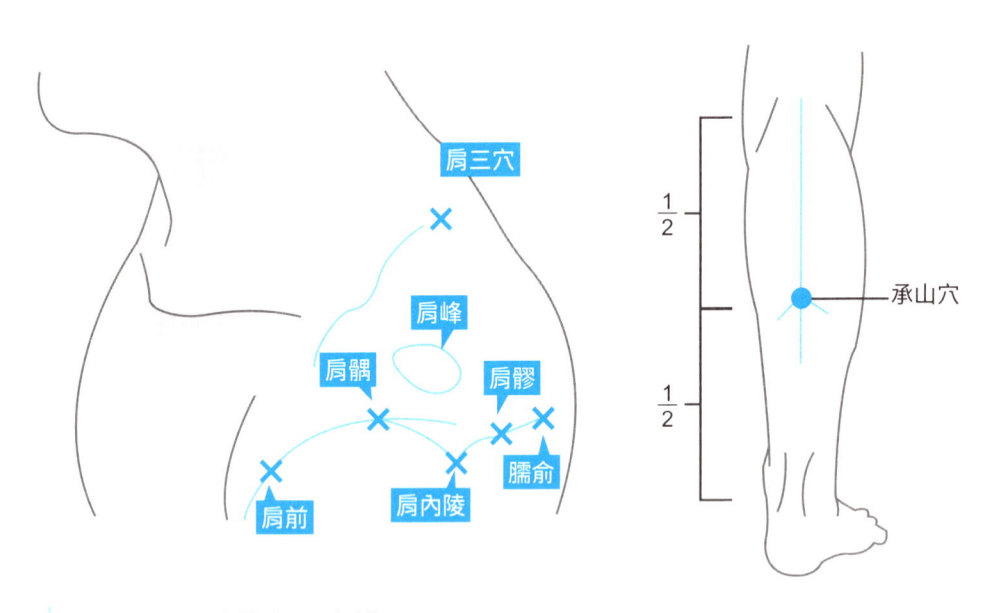

肩峰

肩髃

肩髎

臑俞

肩前

肩內陵

承山穴

$\frac{1}{2}$

$\frac{1}{2}$

中醫針灸肩膀的主要穴道

針灸的作用機制包括局部止痛、改善血液循環,以及經由神經反射減輕肌肉痙攣等

針灸針

外形像極細的小刀片針,刺入後可在組織內輕輕劃動,透過適當的捻轉提插手法,在患部形成微小創傷刺激,也能促進疤痕組織鬆動物理性地剝離沾黏

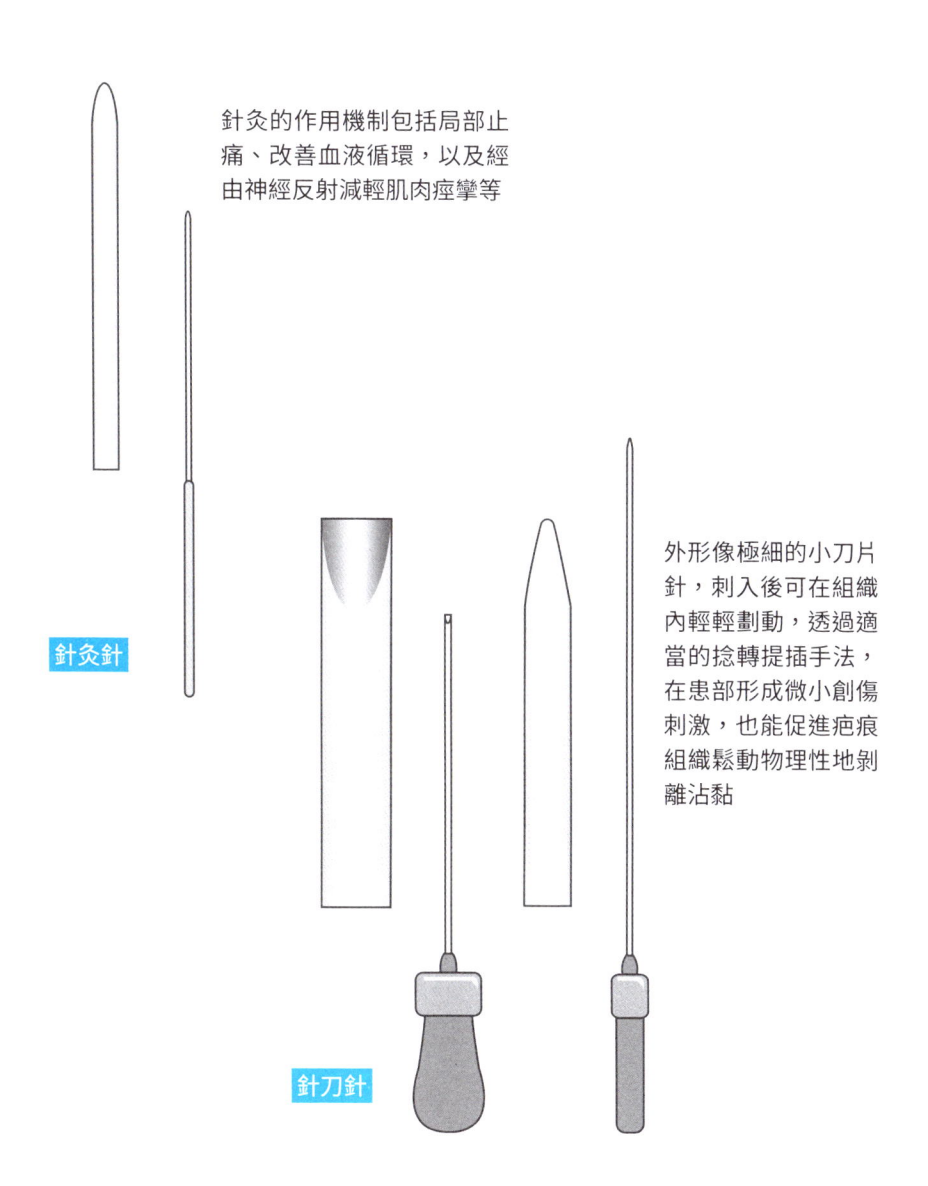

針刀針

小針刀特殊療法

醫師有時會使用一種特殊技術稱為「小針刀」，其外形像極細的小刀片針，刺入後可在組織內輕輕劃動，透過適當的捻轉提插手法，在患部形成微小創傷刺激，也能促進疤痕組織鬆動，物理性地剝離沾黏。

綜觀上述，針灸對於較不嚴重的五十肩有一定效果；然而，因針灸的治療深度與抗發炎的強度較低，對於較嚴重的頑固型五十肩，則會建議其他治療選項。

物理治療：
舒緩疼痛、放鬆軟組織、肌力恢復與動作協調

「物理治療」經常與復健運動相提並論，實際上它涵蓋的範疇更廣。其包含各種物理因子治療（熱療、電療等）以及治療師的徒手技術，再加上前述的運動指導。可以說，復健運動是物理治療的一部分，而物理治療還包括很多輔助技術來幫助你更順利地完成運動、達成治療目標。

五十肩的物理治療通常會先從舒緩疼痛、放鬆軟組織開始，然後逐漸過渡到增加關節活動度，最後強調肌力恢復與動作協調。在治療師的評估後，每位患者可能拿到不太一樣的治療菜單，但一般來說，包括以下幾類：

● 熱療

熱的作用能增加患部血液循環、軟化沾黏組織，讓接下

來的運動或徒手治療更容易進行。很多患者也反映熱療能減輕疼痛、讓肩膀覺得比較「鬆」。

特別是超音波治療，一種將高頻聲波傳入組織產生深部溫熱效果的方法，可達到皮下較深處的關節囊，熱療通常持續 15 ～ 20 分鐘，對五十肩的沾黏組織軟化有一定幫助。

● 電刺激與其他止痛理療

例如干擾波或經皮神經電刺激，這些療法透過電流刺激神經，干擾疼痛訊號的傳遞，可以讓患處產生微微麻麻的感覺，同時降低痛覺敏感度。許多五十肩患者在電療後感到肩膀比較不痛、更容易動。此外，還有雷射治療（低能量雷射照射患部，促進組織修復減少發炎），都可能根據情況使用。

然而，這些「儀器療法」通常輔助性質居多，光是坐著做這些被動治療而不主動運動，其效果是有限的。千萬不要誤以五十肩治療是去「熱敷電療睡一覺」而已，還需搭配運動治療，才能順利解決五十肩。

● 徒手治療

這部分在前面西醫治療中，我們提到的關節鬆動術即屬於徒手治療的一環。物理治療師除了關節鬆動外，還會針對緊繃的軟組織做筋膜鬆動、肌肉放鬆等手法。

根據肌肉骨骼的解剖走向，會用按摩、按壓、拉伸等技巧，放鬆肩頸周圍代償緊張的肌群，例如上斜方肌、肩胛提肌等等，改善你的姿勢與肌肉平衡。

尤其對於五十肩一段時間的患者，許多肌肉已經因為「沾黏」不動而「睡覺」了！在五十肩沾黏緩解後，患者需要經過個人化的指導，恢復到正常的功能。

▍進階特殊治療：頑固型五十肩的解方

「打個針，就沒了嗎？」「每次治療都一樣？」五十肩的表現多樣，從藥物、注射、針灸到舊式關節囊擴張術，像是五十肩的解答公式，不過根據國外研究結果，前述治療往往耗時 1～6 個月不等，尤其是遇到頑固型五十肩，又可能因為短暫的不慎而容易復發，必須從頭來過，這往往是許多患者有苦難言的「痛」。

改良式微創關節囊擴張術

根據過去在醫學中心的臨床研究與治療經驗，筆者將關節囊擴張術提升為改良式微創關節囊擴張術。肩關節構造複雜，每個患者的沾黏也大不相同，光是前、後肩關節囊沾黏治療的效果就會不一樣。

因此，此治療會依據不同患者的特性，首先依照沾黏的

針對沾黏部位進行刮除

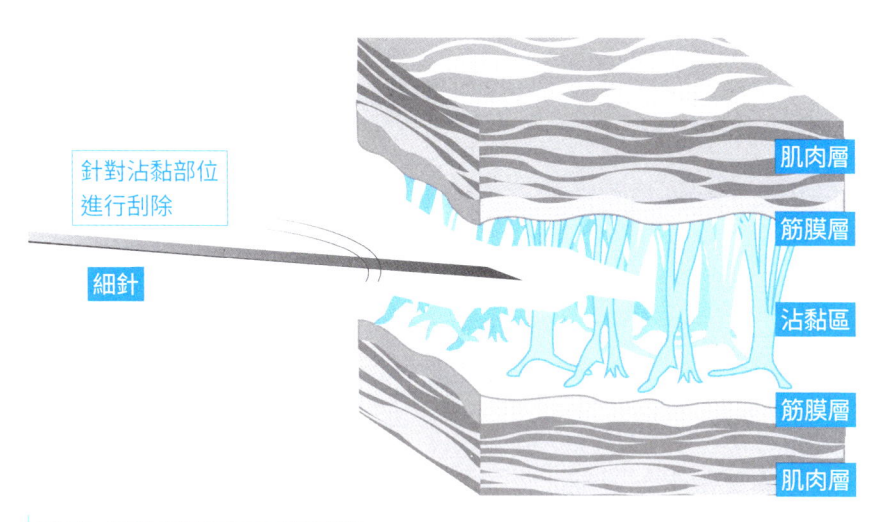

細針

肌肉層

筋膜層

沾黏區

筋膜層

肌肉層

改良式微創關節囊擴張術

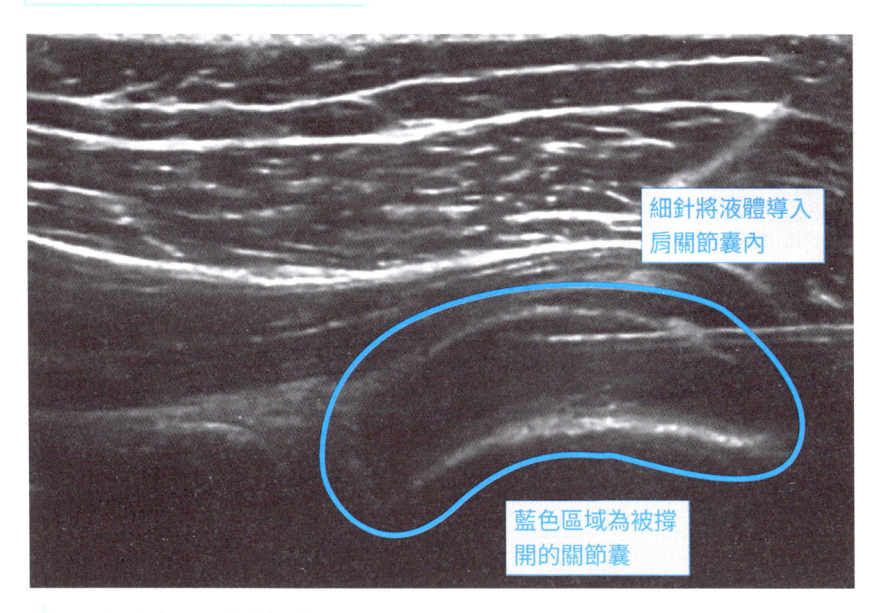

細針將液體導入肩關節囊內

藍色區域為被撐開的關節囊

關節囊擴張術實際圖

第 2 章 治療百百種，五十肩應該怎麼治療？　75

部位進行評估,接著根據淺、中、深層沾黏解離,首先藉由淺層針刀進行筋膜解離,待肌筋膜張力減低時,接續深層微針解除沾黏,當肩關節囊沾黏減少後,再以完整的關節囊擴張術使關節恢復彈性;如同橘子剝皮般,一層層把組織解離。

「五十肩的治療一定會痛嗎?」過去常聽到患者接受五十肩治療時感覺非常疼痛,然而改良式微創關節囊擴張術,幾乎是所有治療內最不痛的方式。

若過去嘗試許多治療無效時,針對個人化的改良式微創關節囊擴張術,是五十肩手術前的終點站。

清醒下無痛鬆動術

在五十肩(黏著性關節囊炎)的治療領域中,「清醒下無痛鬆動術」(Silent Manipulation)是一項近年逐漸受到矚目的技術創新。「Silent Manipulation」這一術語最早由日本醫師 Minagawa H. 於 2012 年提出,作為描述在超音波導引下,透過頸神經根阻斷進行肩關節鬆動的治療方法。

此方式結合超音波導引下的頸神經阻斷(C5–C6),讓患者在清醒但無痛的狀態下進行肩關節鬆動操作,不僅有效解除沾黏、恢復活動角度。這項技術強調「低風險、快速恢復、高合作性」,對於許多無法接受全身麻醉或復健停滯、活動角度卡住,甚至在關節囊擴張術無效的患者來說,能夠避免

傳統 MUA（麻醉下鬆動術）的風險與恢復負擔，並且在診間就能執行，是一項極具潛力的中介性選擇。

筆者實際應用這項技術已數年，過去這段時間在臨床中遇到不少病人，接受傳統復健、藥物或注射治療超過數月仍卡在活動瓶頸，一旦配合此手術後，多數患者在短時間內外展與外旋角度明顯改善，疼痛顯著下降，再搭配術後立即訓練，恢復成效非常理想。

在 2021 年，由 Miyatake 醫師等人發表在《Current Physical Medicine and Rehabilitation Reports》期刊上，進一步探討「清醒下無痛鬆動術」（Silent Manipulation）在五十肩治療中的應用。這些實際觀察與日本團隊近期發表的研究結果不謀而合。

從肩部角度提升、疼痛緩解速度、到低副作用發生率，我們臨床上所看到的趨勢，幾乎與日本團隊的統計數據一致；藉由此技術，也解決了許多接受關節囊擴張術無效的五十肩患者。

「疼痛」與「沾黏」兩者都改善，五十肩才算好！

「現在不痛了就是好了？」

了解了各種治療方法後，我們要強調一個觀念：五十肩的痊癒不只是痛不痛的問題，肩膀是否重新活動自如更是重要。

如果肩關節活動角度還嚴重受限，那其實五十肩並未真正痊癒，未來還可能會惡化衍伸其他問題。同樣地，如果強硬把肩膀拉開了但疼痛未解，患者的功能也依舊無法恢復。

▌痛減輕後馬上做伸展運動，預防沾黏惡化

五十肩的兩大核心症狀就是「疼痛」和「沾黏導致的活動受限」。簡單比喻，就像門軸生鏽卡住又發出嘎吱聲──卡住是沾黏，嘎吱聲讓人難受是疼痛。

我們的治療必須既要上油潤滑（止痛），又要除鏽疏通（鬆解沾黏），門才能再次順暢開合。

所以，在五十肩治療中，千萬不要犯下「只治痛不治卡」或「只顧活動度不管疼」的偏頗。

診間常遇到，疼痛和沾黏互相影響：因疼痛而不敢動，則關節更容易沾黏卡住；而關節卡住又會牽拉引起疼痛，形

成惡性循環，因此治療時要雙管齊下。

例如早期劇痛時，先用藥物或注射控制疼痛，痛減輕後馬上進行伸展運動預防沾黏惡化，當肩關節活動度完整時，輔以肌力訓練預防五十肩再度敲門。詳見「5-2 緩慢又溫和！12 項五十肩復健運動」，以預防沾黏惡化。

五十肩怎樣算好？一句話：痛與卡缺一不可，兩者都改善，五十肩才算真正好了。

一旦你覺得肩膀不怎麼痛了、夜裡也能睡了，而且日常梳頭、穿衣都不再卡，那恭喜你，你的五十肩才算真正畫下句點。

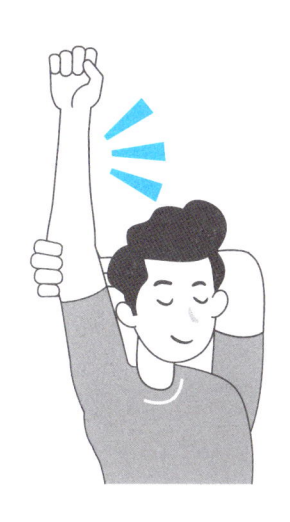

2-3 診間五十肩真實案例分享

感謝以下案例患者,同意筆者分享他們五十肩的治癒心路歷程,嘉惠仍深陷五十肩痛楚的朋友,大家要有信心一定可以治好的。

【52 歲林太太案例】
肩痛放著等它好,越放越嚴重驚覺抬不起來

林太太今年 52 歲,是位家庭主婦。半年前她開始覺得右肩隱隱作痛,尤其做家事提東西時痠疼,心想「休息休息自己會好」。於是既沒有看醫生,也沒有特別處理,最多貼個痠痛藥布應急。

1 個月後,肩痛不但沒自行消失,反而逐漸加重,晚上睡覺翻身也會痛醒。上網查資料,覺得可能是五十肩,看到人家都說五十肩「拖一拖會自己好」,那就再等等看。

然而 3 個月過去,林太太發現每況愈下:原本勉強還能舉高的右手,現在連伸直抬到胸口都有困難。這下林太太慌了,終於趕緊上醫院求診。「徐醫師,網路上都說五十肩會自己好,為什麼我會越來越嚴重?」

「五十肩可能自己好,但妳可能還要痛上至少一年,未來也可能有後遺症!」林太太聽了很後悔,早知道當初就該

治療，現在弄到手舉不動才就醫，白白受了許多罪！

好在評估後，她的關節沾黏還不是太嚴重，我為她安排了關節注射和積極的復健運動；這次她不敢再忽視五十肩，在治療後 1 週，林太太的夜間疼痛大為減輕，加上每天勤做治療師教的爬牆與鐘擺運動（參見本書第 5 章），在 1 週時肩關節活動幾乎回到原本的樣子了。她慶幸地說：「還好後來有治療，不然真的不知道要拖到什麼時候！」。

● **徐醫師中肯建議：及早介入治療**

面對五十肩不要消極等待。及早介入治療，才能避免五十肩走入嚴重沾黏、舉手困難的地步。

【45 歲王先生案例】
吃藥復健好麻煩，錯過治療黃金期

王先生 45 歲，在辦公室工作。平時缺乏運動的他某天突然覺得左肩痠痛，以為是前一天搬重物拉傷了肌肉。到骨科看診後，醫師懷疑可能是五十肩早期。醫師開了口服消炎止痛藥，並且轉介他做復健治療。但王先生覺得麻煩，於是藥按時吃了幾天，他覺得疼痛有點緩解，就自行停藥，復健治療更是一回都沒去。後來肩膀又痛起來，他才想起要吃藥，吃個兩三天，覺得煩又停。如此三天打漁兩天曬網地過

了2個月，王先生的左肩疼痛未見好轉，連日常梳洗穿衣都覺得不便，特別是背手穿皮帶時根本搆不著。有一天清晨，他發現自己左肩僵硬到連刷牙時抬手舉不起牙刷，這才真正警覺情況不對。

王先生後來到我的門診，肩關節活動度已大幅下降，確診沾黏性肩關節炎中期（冰凍期）。

「早期治療可以省去很多時間。好好吃藥、做復健，其實五十肩可以在初期就結束。」王先生的肩膀已處於「又黏又痛」的情形，因此接下來的治療比原先複雜許多，我們選擇肩關節囊擴張注射和長達一個半月的復健計畫，每週得報到2～3次。這時王先生這才痛定思痛，認真配合每一步療程。經過努力，他的肩膀總算在3個月後康復如初。然而他回想起這段經歷，不禁感嘆：「如果當初遇到徐醫師，是不是我就會乖乖做治療呢？」

●徐醫師中肯建議：把握黃金治療期

五十肩的黃金治療期通常在早期疼痛還可以控制的時候，這時透過藥物和物理治療往往能迅速阻止病程。別因貪圖一時省事，讓五十肩錯過最佳治療時機。早期的積極治療，可以少受很多痛苦。

【55 歲林董事長案例】
一開始以為是拉傷，沾黏後才發現是五十肩

　　林董熱愛滑雪運動，3 個月前在單板滑雪時不慎跌倒，之後右肩疼痛不已。原本以為只是肩膀拉傷，擦了擦藥膏也暫停日常健身讓肩膀休息。然而一週、兩週過去，肩膀的疼痛完全沒改善，漸漸地穿西裝都發生困難。他覺得奇怪，難道是網路上說的旋轉肌受傷嗎？

　　不巧在某次餐會上遇到我，在沒有超音波的情況下我眉頭一皺說道：「這應該有旋轉肌腱撕裂，更麻煩的是，你的肩膀合併了沾黏情形，這是創傷後的五十肩（關節沾黏）。」

　　我趕緊預約了隔天的門診替林董做了詳細的檢查，果然不出所料，回溯原因，當初跌倒時手部撐地連帶讓旋轉肌過度拉扯撕裂，而後續又因為疼痛不敢動作，使得關節循環不佳，導致肌腱發炎，關節囊也發炎導致沾黏。

　　由於林董平日行程非常滿，沒辦法靠復健、吃藥與慢慢運動治療，同時他又擔心手術治療快速卻傷害，因此和他討論後，讓他接受了改良式關節擴張術。在 3 週內，林董接受了 3 次治療，很快速地他的五十肩幾近痊癒，剩下的運動他在辦公室就能做，不需要花太多時間。

●徐醫師中肯建議：肩痛成因複雜，找醫師評估才是上策

肩痛的成因複雜，切勿以為是扭傷拉傷而不處裡，外傷處理不佳，五十肩往往伴隨而來。因此肩膀受傷時，應儘早尋求醫師評估。

【62 歲張老闆案例】
很認真到處治療，卻還是沒有好

張先生是建設公司老闆。五十肩找上他時，他毫不怠慢地開始求醫問藥。剛開始，他依照診所醫師指示吃了兩週消炎止痛藥，但覺得作用有限，肩膀一樣痛。

他心想是不是西醫沒辦法，於是轉向中醫治療；找了地區有名的中醫師，嘗試了小針刀與推拿，儘管當下痛得他冷汗直流，他還是咬牙撐著。治療幾次下來，疼痛倒是一度減輕些，但很快又復發。

後來他到又找了名醫做了注射，也嘗試了別人介紹的 PRP 治療，並且做了幾週復健運動。不能說沒有效，但效果只能說有限。他感到灰心：「我這麼積極治療，怎麼還是不好？」一氣之下，乾脆中斷所有療程，任由肩膀自生自滅。又過了幾個月，張老闆的肩膀痛雖然比最嚴重時稍微減輕，但活動範圍卻始終欠佳，他到了大醫院被告知只剩開刀一途。張老闆不甘心，正好適逢筆者五十肩治療的論文發表，

輾轉之下朋友勸他來到我的門診。

張老闆讓我印象深刻，因為他真的什麼都嘗試過了，只差沒有開刀而已。仔細詢問了他之前的治療經過，發現他並沒有接受針對他個別情況做治療。張老闆雖然在發炎最初吃了消炎藥，但是消炎不完全，便嘗試小針刀與推拿，接著做了 PRP 等修復性治療。

「張老闆，你真的很認真，但是你的治療就像失火的房子，火還沒滅，就急著重蓋與裝潢。」這不但讓沾黏更嚴重，更延長了治療所需的恢復期，現在的嚴重程度算是頑固型五十肩。

張老闆到我診間時，肩膀活動度只剩下原本的 20% 不到，因此討論後我們重新擬定治療計畫；首先，將發炎的部分先消除完全（滅火），再來針對目前現有的沾黏做層層清除（清理），接著修復破損關節與運動治療介入（重建）。

雖然張老闆很嚴重，但真的很認真，在治療前兩週，他的肩膀變好了將近八成，約一個半月後，幾乎恢復正常，只剩很偶爾的痠痛感，留待他後續勤做保養。張老闆感慨地說：「原來不是治不好，而是方向錯了。」

●徐醫師中肯建議：適當時機、適合治療，才是王道

常常遇到其他患者類似經歷：看很多醫生，缺乏連貫性，或著治療時機不對，反而療效不彰。由此可知，治療五十肩需要適當時機、適合的治療。五十肩需要個別化治療，千萬不要用套餐治療五十肩。

【45 歲李小姐案例】
痛到想掛急診，原來不是只有五十肩在作怪

李小姐 45 歲，一年前右肩出現典型五十肩症狀，經治療後疼痛減輕、活動度改善了八、九成。然而，最近她突然某天半夜右肩劇痛難忍，痛到冒冷汗、她以為她五十肩，連忙掛急診。急診醫師幫他打了止痛針之後，便讓她回家休養，然而回家後她的症狀還是沒有完全改善，覺得奇怪，五十肩怎會突然痛到這種程度？隔天一早趕緊回門診求治。

「五十肩不應有如此劇烈的突發疼痛！」於是，我幫她用高層次超音波檢查，很快找到了罪魁禍首：肩峰下鈣化性肌腱炎。沒錯，李小姐的肩膀除了五十肩外，肩膀裡還長了鈣化點，而近日鈣化點引發急性發炎，造成劇烈的肩關節痛，疼痛程度甚至超過當初五十肩最劇烈時。

所幸這種鈣化點引起的發炎可用針筒抽出部分鈣渣（如右頁），很快就能解除疼痛。李小姐在處置後當晚疼痛明顯

解除,只剩肩膀有點僵的不適程度,待後續運動解決。

●**徐醫師中肯建議:肩膀痛不一定全是五十肩的錯!**

儘管五十肩很多,但肩膀痛不一定全是五十肩的錯!五十肩不一定是孤軍作戰,它可能合併其他肩部疾病,例如鈣化性肌腱炎、肩峰下滑囊炎、肩袖撕裂,甚至頸椎神經壓迫等。

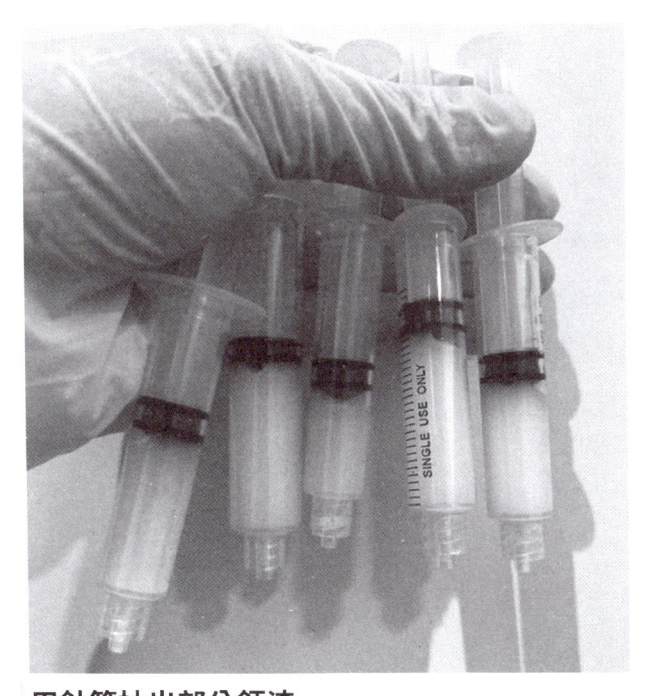

用針筒抽出部分鈣渣
鈣化點引起的發炎可用針筒抽出部分鈣渣

不論你是不是五十肩患者，如果肩膀痛的程度和性質出現重大改變，都應儘快就醫檢查，避免漏診其他問題，「不是只有五十肩會作怪」。

【52歲曾執行長案例】
五十肩不痛了，姿勢還是怪怪的！？

曾小姐為上櫃執行長，經歷了將近一年的五十肩折磨，在醫院治療肩膀疼痛在最近幾週幾乎消失，活動度也恢復八成以上。本以為可以功德圓滿，但後續幾個月肩膀的活動度仍停滯不前，雖然不痛，但總讓人擔心是不是還沒好完全。經由副院長朋友介紹，曾執行長來到我的門診就診。

「徐醫師，我感覺我像是好了，但又好像沒好，感覺姿勢怪怪的……」

經過理學與超音波檢查，曾執行長的五十肩的確幾乎要好了，然而從肌動學的角度來看，患側肩胛肌肉力量不足，手舉高時需要聳肩代償，然而她的肩胛骨（因為長期五十肩），她養成了一些代償性失能，這導致姿勢異常；此外，由於長期在辦公桌前開會，也造成胸椎活動度不佳。這些情形不只是造成她五十肩的原因之一，也讓她沒辦法完全康復。

針對這種情況，我為她設計了姿勢矯正和肌力訓練，例如對著鏡子做肩胛下壓運動，刻意訓練不聳肩地抬舉手臂；

還安排了彈力帶訓練肩袖肌群力量的動作。此外，了解她辦公的擺設進行調整，經過一段時間刻意練習，曾執行長的動作模式逐漸正常，兩肩活動度也恢復對稱。

● **徐醫師中肯建議：透過復健訓練重新校正**

「原來五十肩的治療，不一定只有打針吃藥！」事實上，筆者觀察，五十肩治療後常常會殘留一些姿勢或動作的異常。這並非沾黏或疼痛，而是一種功能性的問題。畢竟幾個月甚至一年內，肩膀已經習慣不正確的姿勢，身體早就形成習慣性的保護性動作，例如抬手就先聳肩，不只肩頸過度使用，肩胛骨也默默沉睡。當五十肩終於解凍，疼痛也退場，這些錯誤模式可能還牢牢刻在腦中。解決辦法就是透過復健訓練重新校正。尤其，注重肩胛骨穩定肌群與胸椎活動度的鍛鍊。

這個案例給大家一個啟發：五十肩的痊癒不僅是症狀消失，還包括回歸正常的身體功能與姿勢。

2-4 想要成功治療五十肩，正確診斷與早期介入「很重要」

通過上面的討論與案例可以確定：五十肩的成功治療仰賴正確診斷、早期介入和完整治療。下面我們更系統地說明其重要性。

▌正確診斷與早期介入好得快

五十肩的症狀在初期其實很容易和其他肩部疾病混淆。肩痛不一定就是五十肩，可能是肌腱炎、撕裂、關節炎，甚至是頸椎的問題。因此，醫師的正確診斷至關重要。

一旦治療方向走偏，比如把肩旋轉肌撕裂當成五十肩保守治療，結果該縫的肌腱沒縫上，病人當然一直不好；反過來，若把五十肩誤以為是單純肌腱發炎，那肩膀就會越來越僵硬。

正確診斷依賴專業的判斷和必要的檢查。醫師會透過病史詢問、理學檢查來判斷是不是五十肩。另外輔以超音波影像增加診斷率，有時候借助 X 光或核磁共振，用來排除其他疾病。

診斷正確後，治療要及時跟上。五十肩的自然病程少則半年、多則兩三年。在五十肩早期，如果我們能早期介入，

常常可以縮短病程。所謂早期，是指在疼痛期甚至還沒完全僵硬前，這時候關節囊以發炎表現為主，就給予適度消炎，許多患者甚至還沒感覺到肩膀沾黏，五十肩就好了。

像案例中王先生那樣，若在早期黃金時間確實消炎與復健，原本要卡一年可能縮短成半年甚至是一個月內。總之，儘早處理發炎疼痛，快點開始肩部運動，就能避免進入最嚴重的凍結狀態。

此外，早期介入還有一個好處是減少不必要的代價傷害。很多五十肩患者因為一邊肩膀痛不用，長期下來另一邊肩膀、頸椎，甚至整個身體姿勢都受到影響。如果能縮短疼痛期，早日恢復，這些連鎖反應就比較不會發生。

當然也有些患者真的很晚期才來治療，關節已經像石頭一樣硬。這種情況下我們還是鼓勵治療，只是要有心理準備療程可能較長，或需要採取侵入性更高的方法（如擴張注射或手術）。但不管你處於什麼階段，開始治療永遠不嫌晚。

接受完整治療有必要

五十肩如果未接受完整治療，沾黏與關節囊收縮會持續惡化，導致手臂活動受限、慢性疼痛，甚至永久功能障礙。初期若僅靠止痛藥或放任不管，往往無法真正解決沾黏問題，日常生活如梳頭、穿衣、拿高處物品都會受到影響。

完整治療應包含消炎止痛、積極復健、適時徒手鬆動，必要時結合注射療程，才能有效改善活動度與功能。即使當下疼痛與活動度看似改善，後續沒考慮姿勢代償與姿態正確性，仍有高達 20～50% 患者會留下活動度受限或復發的狀況。因此完整治療，對於五十肩的徹底復原至關重要。

病程長短與個體差異

五十肩有「一年肩、兩年肩」的戲稱，就是因為它好得很慢。但實際上，每個人的病程長短差異很大。一些幸運的患者也許 6 個月左右就完全康復，而另一些人可能拖上 3 年仍覺得肩膀沒有改善。

健康狀況會影響病程

為什麼五十肩的復原時間長短會有這麼大的個體差異呢？這涉及多方面因素，首先，患者本身的健康狀況會影響病程。

研究指出，糖尿病患者罹患五十肩的機率約為一般人的 2～4 倍，且約有 10～36% 的糖尿病患者會發展出五十肩。

相較於一般患者，糖尿病患者的五十肩常常症狀更重、病程更長，恢復速度也較慢，且雙側肩膀同時發病的機率高達 20～50%。這可能與糖尿病導致的結締組織變性、膠原

蛋白代謝異常有關，使得肩關節囊容易出現纖維化與沾黏。

甲狀腺功能低下症患者發生五十肩的風險約增加 2 倍，而帕金森氏症患者與中風後偏癱者，也因長期活動受限或神經肌肉控制異常，罹患五十肩的機率明顯提高，而且復原速度更慢。

有這些潛在疾病的患者，即使接受治療，也可能需要更長時間才能康復，且反覆發作的機會也更高。

與治療配合度息息相關

積極投入復健的患者通常比消極等待的患者恢復快得多。每天願意花時間做 10～20 次伸展運動的人，和三天打漁兩天曬網的人，半年後肩膀狀況可能是天壤之別。

我們在前例中已經看到，認真且正確接受治療後，在數月內就大有起色；而拖延或放棄治療的例子則經歷了更長的煎熬。所以，治療配合度，是決定五十肩纏身多久的關鍵變因之一。

五十肩本身也存在不同類型

有些人的五十肩就是比別人頑固，無論治療與否都會拖很久。醫學上有研究把五十肩分為「自限型」和「難治型」兩類：自限型者大約在 1～1.5 年內自然解凍，而難治型可

能 2 年以上才會好，並且有可能會留下後遺症。

難治型常見於中老年女性、多種慢性病患者，以及肩膀反覆用力勞損的人。對難治型的患者，醫師會更傾向於積極治療，以免讓他們熬太久。

疼痛閾值和心理狀態

疼痛閾值和心理狀態不同，也影響對病程的感受。有些人疼痛耐受度高，五十肩中期還能勉強活動，不覺得太困擾；有些人一點痛就覺得無法忍受。

焦慮或抑鬱情緒也可能放大疼痛體驗，使人覺得病況更糟。良好的心理調適、適度的疼痛管理能讓患者更積極地投入復健，間接也會縮短主觀病程。

總結來說，五十肩的病程長短有一定不可控性，但我們可以透過自己的努力來改善它。配合治療、保持良好生活習慣和心態，絕對能大幅縮短病程。相反的，如果自暴自棄、缺乏行動，即使「自限性疾病」也可能拖到極限，甚至留有後遺症。

2-5 五十肩，這樣治療才正確

經過以上深入的介紹，我們可以按照五十肩不同時期，歸納出五十肩治療中的正確治療方法，以供大家快速參考。不過重點是，治療五十肩需要耐心、信心和恆心，記住「疼痛與活動度雙目標」。

五十肩不同時期的正確治療方法

● 第 1 期：疼痛期（Freezing stage）

時間：約 0 ～ 9 個月

特徵：劇烈疼痛，活動範圍逐漸受限

治療理由：

- 初期以發炎症反應為主，組織正在發炎、腫脹，強行活動容易加重損傷。
- 減緩發炎疼痛，可以避免關節囊持續惡化與纖維化。

治療目標：

- 控制疼痛與抑制發炎
- 維持肩膀的基本活動度，避免完全僵硬

建議治療：

- 使用非類固醇消炎止痛藥（NSAIDs）

- 局部類固醇注射（短期快速減緩疼痛）
- 冷敷、溫和的被動活動
- 避免過度伸展

● 第 2 期：冰凍期（Frozen stage）

時間：約 4 ～ 12 個月

特徵：疼痛減輕，但肩膀活動受限最嚴重

治療理由：
- 這個時期以關節囊纖維化、沾黏為主，單純止痛已無法改善活動度。
- 必須靠持續伸展、關節鬆動或關節囊擴張術來「打開」沾黏的組織。

治療目標：
- 改善關節活動範圍
- 促進組織重新排列與柔軟化

建議治療：
- 積極肩部伸展運動
- 徒手關節鬆動（mobilization）
- 輔助使用震波治療
- 必要時考慮 PRP 注射輔助修復
- 進展不佳時考慮麻醉下關節鬆

正常

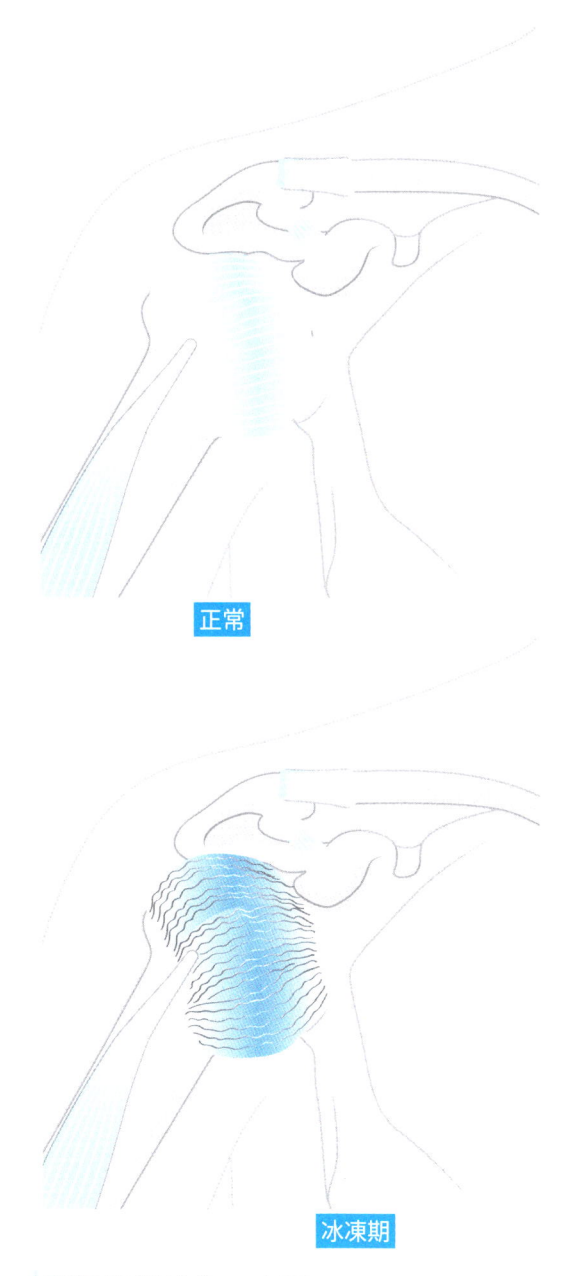

冰凍期

關節囊纖維化示意圖

●第 3 期：解凍期（Thawing stage）

時間： 約 6 ～ 24 個月

特徵： 疼痛明顯減少，活動範圍緩慢恢復

治療理由：
- 隨著自然恢復，組織彈性逐步改善。
- 如果不積極加強肌力與活動，容易形成代償動作或功能不良。

治療目標：
- 完整恢復關節活動度
- 恢復肩膀肌肉力量與穩定性
- 預防功能退步與再次沾黏

建議治療：
- 主動運動訓練
- 增加肩關節穩定肌群
- 彈力帶與阻力訓練
- 維持伸展與日常活動量

●核心整理

疼痛期：止痛控炎，保護關節

冰凍期：伸展鬆動，打破沾黏

解凍期：肌力訓練，恢復功能

疼痛期	冰凍期	解凍期
疼痛逐漸惡化	減少活動範圍，僵硬與疼痛	增加活動範圍
I	II	III

― 關節活動度
― 疼痛感

疼痛期	冰凍期	解凍期
・止痛控炎 ・保護關節	・伸展鬆動 ・打破沾黏	・肌力訓練 ・恢復功能

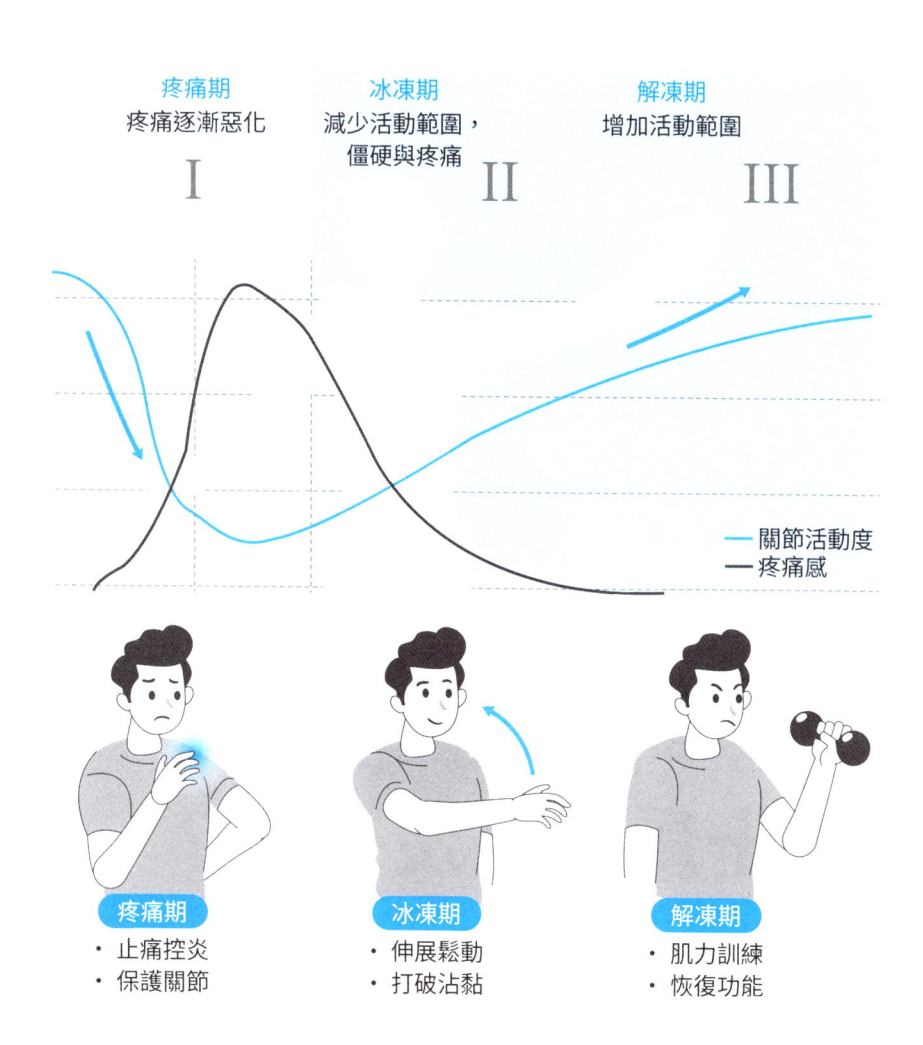

五十肩分期治療重點

3

治療都做了，
五十肩還是沒有好？

五十肩之所以難纏，
關鍵在於它不只是「肩關節囊卡住」，
而是內有沾黏、外有失衡。
因此，治療五十肩不能只靠鬆解關節囊沾黏，
還必須重建肩部肌力與協調。

五十肩本身的複雜因素

看了近萬個肩膀，我能告訴你，你並不孤單，許多五十肩患者都有類似的困擾和挫折感，心裡常有一個疑問：打針也打了、藥也吃了、復健也做了、熱敷也試了，為什麼肩膀還是沒有明顯好轉？

五十肩的病情表現差異甚大

首先，其中一個關鍵原因在於五十肩本身的成因相當複雜。過去在診間遇到患者，肩膀沾黏舉不高、半夜疼痛睡不著，是典型的五十肩症狀，然而，深入檢查後常發現還有旋轉肌腱撕裂傷、肩關節軟骨磨損、肩膀肌腱鈣化，或有時會發現肩胛骨發力不均等。這些奇特的原因甚至許多醫師、物理治療師沒辦法一次掌握，當然就會導致治療都有做，五十肩還是不會好。

此外，五十肩還有一個漫長而多變的自然病程特性。一般來說，它可分為三個階段：第一階段是「疼痛期」，肩關節開始發炎，疼痛逐漸加劇，此時稍微動一動肩膀就會刺痛，晚上甚至可能痛得睡不著；第二階段稱為「冰凍期」或「沾黏期」，此時發炎趨於穩定但肩膀變得非常僵硬，許多動作角度都受到限制；最後是「解凍期」，發炎慢慢消退，

疼痛減輕，肩關節的活動度才逐漸恢復。但這整個過程往往相當漫長，可能持續半年、一年，甚至兩年都有可能，每個人的時間長短略有不同。理解這些階段的存在，可以讓我們明白為什麼五十肩不是一朝一夕就能痊癒的問題。

值得注意的是，每位五十肩患者的嚴重程度也不盡相同。有些人屬於較輕微的情況，雖然肩膀會疼痛僵硬，但經過幾個月的時間和適當保養，活動度還是能漸漸回來；然而也有一些人屬於嚴重型的五十肩，不僅疼痛劇烈，肩膀能活動的角度大幅縮減，幾乎日常生活都受到影響，可能得耗上一兩年的時間才能完全改善。

大多數患者介於上述兩極之間，肩膀雖然疼痛僵硬但日常生活尚可應付，如果及時積極治療通常能控制在此程度；但若掉以輕心、置之不理，原本中等程度的五十肩也可能惡化成更頑固的狀態。正因為五十肩的表現差異甚大，我們更需要了解背後那些左右病情的因素。

肩關節囊持續慢性發炎

五十肩的發生往往源自肩關節囊的慢性發炎。肩關節囊是一層包覆在肩關節外面的結締組織，當它持續處於發炎狀態時，體內的修復機制會不斷啟動，導致關節囊變得肥厚、緊縮。發炎產生的組織液和發炎細胞累積，使肩關節內部腔

隙變窄，滑液減少，關節活動更加受限。

同時，慢性發炎也讓肩部的疼痛神經處於敏感狀態，造成持續的疼痛和不適。我們可以想像這種情況就像傷口沒有完全癒合，反覆刺激下結痂越結越厚，最後形成緊縮的疤痕組織，限制了原本應有的活動度。長期的發炎反應不但直接引起疼痛，還間接造成關節囊內部的纖維化（原本柔軟有彈性的組織變得僵硬，就像橡皮筋曬乾後變成脆硬的繩子），讓肩膀變得彷彿都「黏」在一起了，難以自由轉動。這種慢性發炎造成的纖維化，是導致五十肩難治的重要原因之一。

年齡增長修復力下降

隨著年齡增長，人體組織的修復能力逐漸下降，膠原蛋白約 25 歲起每年平均減少 1％，50 歲後（尤其女性更年期）流失速度加快，估計更年期前後數年內可急遽下降 20～30％，之後仍會以略高於平均速率持續流失。這可能使得關節囊彈性變差、結構變緊，肩關節更容易僵硬與疼痛。這正是五十肩（黏連性肩關節囊炎）好發於中、老年人的原因之一。

根據美國家庭醫學會（AAFP）資料，五十肩的盛行率約為 2％ 至 5％，主要集中在 40 至 60 歲年齡層，65 歲以上的長者，終身盛行率則達 2.4％。其中女性的發生率略高，尤其是在更年期階段。

研究發現，女性在更年期因為雌激素快速下降，不僅膠原蛋白減少，身體抗發炎能力也跟著降低，導致肩關節更容易出現慢性發炎與關節囊沾黏。統計指出，接受荷爾蒙替代療法（HRT）的女性中，僅 4% 發展為五十肩，而未治療者則高達 7.7%，顯示更年期與五十肩有密切關聯。

簡單來說，年齡的增長不只是讓我們變老，也讓我們修復得更慢、結締組織變脆弱，而更年期則是女性五十肩的加速器。

關節活動度受限與肌肉失衡

五十肩進入僵硬期後，關節囊因慢性發炎產生沾黏，導致肩部活動角度受限。研究指出，患側肩關節的外展活動範圍可縮小至正常的 40% 以下，連梳頭、穿衣、伸手拿東西都成為挑戰。

關節僵硬時，囊內滑液量減少、結構逐漸纖維化，使肩膀的每一個基本動作都受到限制。若活動範圍無法維持，甚至可能進一步影響肩胛骨運動模式與整體上肢功能。

長期肩部活動受限會造成肌肉功能退化。根據 EMG（肌電圖）研究，五十肩患者在抬手動作時，肩峰下肌群（如前鋸肌、肩胛下肌）的活化顯著下降，而代償性肌群（如斜方肌與提肩胛肌）活化過度。

這種不對稱的肌肉活化導致肩膀動作協調失衡，形成「肌肉失衡」：有些肌肉因疼痛與不使用而萎縮（例如旋轉肌群），而另一些肌肉則因代償過度收縮而緊繃僵硬（如上斜方肌），最終讓整個肩帶系統處於長期錯亂狀態。

此外，有些五十肩患者可見肩部肌肉有不同程度的萎縮，而且肌力測試結果也明顯低於對側正常肩。

治療五十肩不能只靠鬆解關節囊沾黏，還必須重建肩部肌力與協調。其過程應包括：

肩胛穩定肌訓練（例如前鋸肌、下斜方肌）
⬇
旋轉肌強化（如肩胛下肌、棘上肌）
⬇
動作再教育（例如避免代償聳肩的習慣）

研究也發現，肩胛穩定訓練能顯著改善五十肩患者的活動度與生活功能，對預防復發也有幫助（詳見本書第 5 章）。

五十肩之所以難纏，關鍵在於它不只是「肩關節囊卡住」，而是內有沾黏、外有失衡。雖然不少患者會在 1 至 3 年內進入「解凍期」，但根據 Bernard Reeves 醫療團隊在 1975 年一項長期追蹤研究發現，約有 30% 的患者在恢復後仍有肩部活動角度或功能上的後遺症。

這說明：即使疼痛緩解，若肌肉功能未恢復，肩膀仍無

法真正回到健康狀態。

心理怕痛導致惡性循環

「醫師！我還在痛，沒辦法復健啊⋯⋯」

不少五十肩患者最難克服的，就是對疼痛的恐懼。每當肩膀一用力就疼痛難忍時，人們自然會傾向避免那些誘發疼痛的動作。有人可能乾脆左肩痛就改用右手做事，或是能不舉手就絕不舉，企圖以「不動」來躲避疼痛。

然而，長期下來這種做法反而會讓問題惡化。因為不動肩膀並不能讓發炎消失，反而讓肩關節囊的沾黏更嚴重、肌肉更僵硬。等到下次不得不使用肩膀時，僵硬的關節反而引發更劇烈的疼痛，於是患者更確信「動了會更痛」，變得更加不敢動。就這樣，肩膀陷入了「疼痛—不動—更僵硬—更疼痛」的惡性循環（參見第109頁圖）。

要打破這個循環，患者需要在專業人員指導下，逐漸嘗試溫和的活動，配合適當的止痛措施，在可耐受的範圍內讓肩膀動起來。例如：熱敷或洗熱水澡後做一些輕柔的肩部伸展、或在指導協助下做被動活動，讓關節囊慢慢鬆動，同時不會痛得受不了。透過這樣循序漸進的方式，疼痛會漸漸減輕，活動度逐漸增加，自信心也會恢復，惡性循環才能轉為良性循環。

另外，許多人甚至是醫師都常忽略——心理壓力本身也會影響疼痛的感受。當一個人長期處在焦慮、緊張的狀態時，大腦對疼痛的敏感度會提高，等於是把疼痛放大了。根據 2022 年發表於《Healthcare 期刊》的研究指出，慢性肩痛患者若合併焦慮與抑鬱，其疼痛感受與功能障礙程度皆顯著上升。這也說明了，情緒管理與支持系統，對於疼痛的康復有實質影響。相反地，如果心情放鬆、情緒穩定，疼痛感受往往也會降低。

如果你因五十肩而感到煩躁、沮喪，其實很正常。但越是放大這些負面情緒，越不容易治癒。建議可以嘗試：深呼吸、冥想放鬆訓練；發展新的興趣或社交互動；接受親友的支持與陪伴。

徐醫師小講堂
正念靜坐冥想小撇步

姿勢：坐姿挺直、放鬆，雙手放在大腿上，肩膀自然下沉，頭部平衡、下巴微收，可閉眼。

步驟：閉上眼睛，注意呼吸與身體感覺。任由念頭浮現，不批判、不分析。發現情緒時，溫柔地接受它。感覺身體任何不適，用平靜心情觀察。

建議時間：每天 3 〜 10 分鐘即可，逐步延長至 10 〜 15 分鐘更佳。

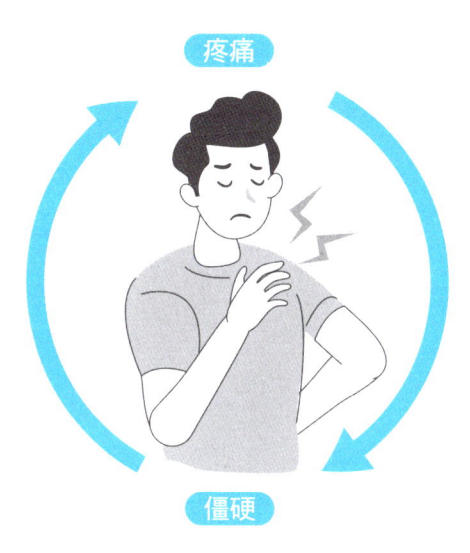

疼痛→不動→更僵硬→更疼痛

疼痛—僵硬循環圖

▎發病前就有「長年痠痛史」

你有沒有發現：坐在電腦前一整天，肩膀越來越緊，頭也越來越前傾，下班後連舉手拿個水杯、脫外套都覺得卡卡的？現代人的日常，你是否也是這樣？

長時間滑手機、用電腦，讓許多人養成「圓肩駝背、頭往前伸、肩膀聳高」的慣性姿勢。從側面看，整個人像是被一條無形的線往前拉──頭部前移、胸口內縮、背部隆起，肩胛骨也跟著被拉出正常位置。

這樣的姿勢不只是「不好看」（參見右頁圖），更深層影響了整個肩帶的肌肉平衡與關節對位。研究證實，這種上交叉姿勢（Upper Crossed Syndrome）會讓胸大肌、提肩胛肌等肌肉過度緊繃，而中下斜方肌、菱形肌等穩定肩胛骨的肌群卻無力癱軟。結果就是肩胛骨前傾、內旋，進一步壓迫到肩峰下的軟組織，讓抬手這個原本理所當然的動作，變得卡卡、痛痛的。

臨床上，我們常看到不少五十肩患者，其實在發病前就有「長年痠痛史」，只是那時還能忍、還能撐，便一拖再拖。筆者遇到某上市公司主管，生活總是埋頭電腦前工作，姿勢習慣性圓肩駝背、頭往前伸。剛開始只是覺得脖子緊、肩膀硬，後來連穿衣服、梳頭都做不到，才驚覺是五十肩。

他曾在各大醫院治療，沾黏是治療完了，卻仍覺得緊

緊
上斜方肌 &
提肩胛肌

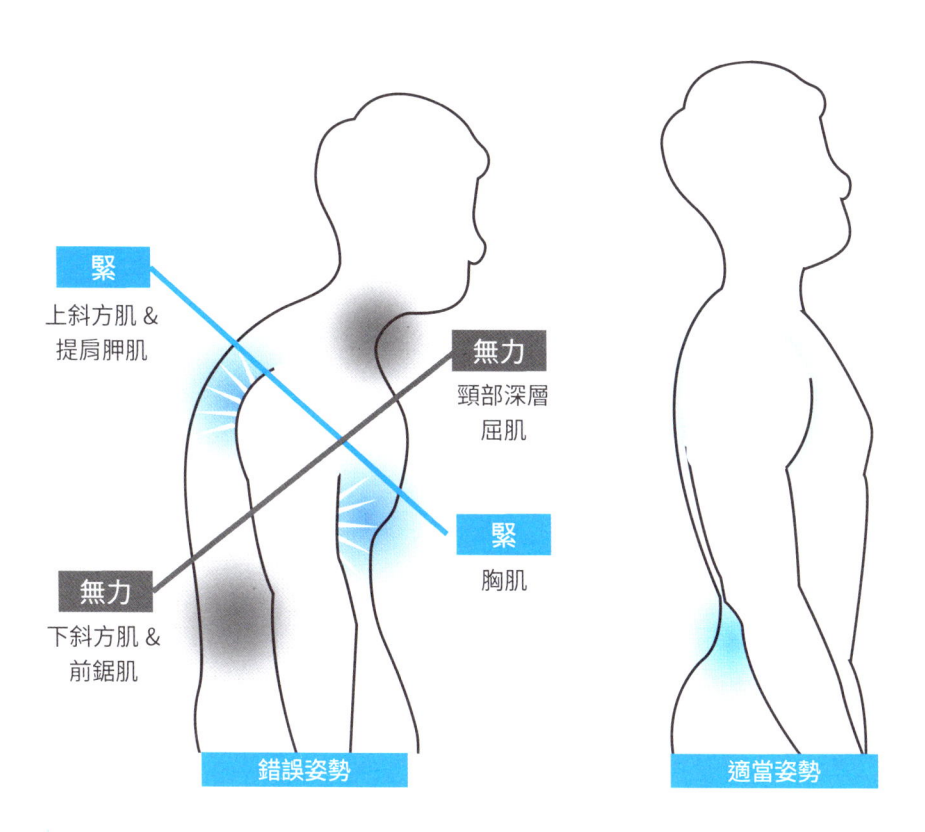

無力
頸部深層
屈肌

緊
胸肌

無力
下斜方肌 &
前鋸肌

錯誤姿勢

適當姿勢

錯誤姿勢 vs. 正確姿勢對比

繃、無力，經檢查，他胸大肌緊繃到連手臂都無法自然下垂，肩胛骨卡在前傾位，整個背部肌肉則像睡著了一樣完全沒力量。雖然目前尚無文獻證實姿勢直接導致五十肩，然而，根據 2021 年《Journal of Shoulder and Elbow Surgery》的系統性回顧，進行姿勢矯正與肩胛控制訓練的患者，其疼痛與功能改善程度顯著高於僅接受被動治療者。在筆者長年治療五十肩時也發現，改善姿勢有助於減少肩部壓力，促進肩關節的活動度，對於五十肩的預防和治療具有積極作用。

重新學會如何使用身體

姿勢不只是「坐正」，而是一種重新學會如何用身體的方式。

很多人以為矯正姿勢就是「坐直一點」、「不要駝背」，但其實正確的姿勢，是一整套動作模式的調整。在五十肩的復健過程中，我們常建議患者從「感覺肩胛骨存在」開始，例如：

嘗試將肩胛骨輕輕往後下方夾緊，像把兩片翅膀收回去；避免聳肩與縮脖的習慣性代償動作；坐辦公室時，調整椅子與螢幕高度，讓眼睛與畫面齊平、手肘自然垂落，讓肩膀「安穩地待在原地」。

同時，提醒自己：不要一坐就是 3 小時不動。研究指出，

久坐超過 45 分鐘會顯著增加肩頸肌群的肌肉疲勞與姿勢崩壞，建議每 30～60 分鐘起身活動，做幾個簡單的胸肌伸展或肩部繞圈，就能減輕長時間姿勢累積的壓力。

錯誤運動或過度使用問題

我們常以為五十肩只是年紀大、關節老化的結果，但在這麼多年門診看到的，錯誤的運動方式與過度使用，也是在臨床上常見的誘發因素。現在資訊取得方便，許多患者很容易在網路上學習五十肩相關運動，然而許多患者五十肩在發病前並不是真的「不動」，而是動得不對、動得太過頭，最終造成肩關節負荷失衡，引發慢性發炎與沾黏。

長久以來動錯了

有些人長期做「手舉高過肩」的動作，例如搬運工人、家庭主婦、健身族群，尤其是反覆舉重物、做肩推、伏地挺身等訓練，但缺乏足夠的肩胛穩定控制與柔軟度訓練，就容易產生肩夾擠、肌腱發炎，久了引發關節囊反應，演變為五十肩。

2022 年《Journal of Shoulder and Elbow Surgery》期刊刊載的研究指出，肩部活動不當、過度使用與關節本體感覺失調密切相關，且在早期五十肩患者中比例高達 70% 以上。

這表示，很多五十肩的根本不是「不動」，而是「動錯了」。

錯誤代償造成

　　肩膀越動越痛的隱形陷阱。有些人在日常中因為某次小傷或慢性緊繃，導致肩膀不自主用錯力，例如抬手時總是聳肩、轉身時只動脖子不動軀幹，這些長期的「代償性動作」會讓錯誤的肌群過度緊繃，真正應該出力的肌肉反而變弱。結果肩關節被迫在錯誤的位置做出高壓力動作，進一步誘發關節囊發炎。

　　在這類病人身上，我們常見「功能性過動、實質限制」：看起來動作幅度很大，但實際上靠的是其他部位代償；肩關節本體的穩定度與控制力卻越來越差，最終走上五十肩的路。

　　因此，筆者常在診間提醒患者，預防不是不動，而是學會「怎麼正確去動」，這包括：

1. 矯正肩胛骨與胸廓的運作節奏
2. 增加肩膀內外旋的活動控制能力
3. 調整訓練方式（避免過度頭手高舉或錯誤發力）
4. 教導「肩胛主導」的動作模式

　　臨床上，許多五十肩患者在接受針對錯誤動作模式調整

的運動治療後，活動改善速度與持續效果都明顯提升。這也證明了：五十肩不是只靠靜態治療或拉筋就好，而是要解決動作背後的根本失衡。

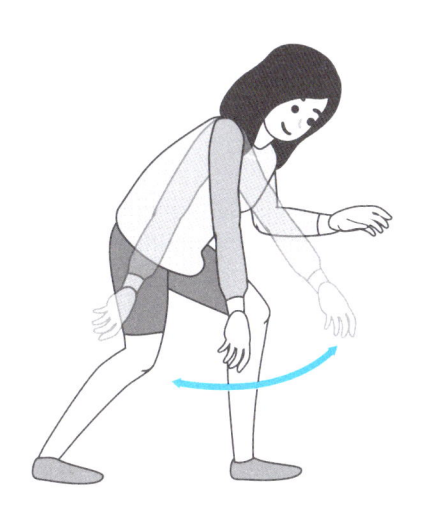

3-2 大多人治療的瓶頸與盲點

在五十肩的治療中,最常見的迷思就是:「我去打針、復健、按摩、針灸、做電療,應該會慢慢好吧?」

不少患者將改善的希望全寄託在醫師和治療儀器身上,自己卻幾乎不願意動肩膀。這種「重治療、輕復健」的心態,反而成為阻礙復原的最大絆腳石。

▌重治療、輕復健:過度依賴外部介入

外部介入確實有其必要,例如類固醇注射能短期內減少發炎、止痛,電療與熱敷可以放鬆緊繃的肌肉、改善局部循環。然而,這些治療只是在幫肩膀創造一個「比較容易動起來」的環境,它們本身不會讓沾黏的關節囊鬆開,也無法恢復肌肉的協調性與力量。

我常和患者說:「生鏽的齒輪噴上潤滑劑。如果你不動它,它還是會卡在那裡;當齒輪開始轉動,才有可能真正扭轉開。」五十肩的關節囊亦然──藥物與電療是潤滑劑,但主動運動才是真正的「扭動力」。

事實上,運動參與度與五十肩的恢復成效密切相關。2021 年《Journal of Orthopaedic & Sports Physical Therapy》期刊發表的臨床指引指出,積極配合主動運動訓練的患者,

其肩膀活動度與功能改善顯著高於單靠被動治療者。單純依賴外部干預的效果多為暫時，若未搭配功能訓練，復發率與恢復時間都偏高。

診所中，我們常遇到患者治療後一時覺得「好很多」，就回家完全不動肩膀。幾天後再回診，卻說又開始卡住、痛起來。這不是治療沒效，而是「錯過了剛好能動的黃金時間」。

所以，我們總會提醒：「復健活動自己一點一點動，這部分要靠患者一同努力。」每天花個 5 分鐘，做如爬牆運動、毛巾伸展、主動外旋等，讓肩關節慢慢恢復角度與彈性。

這些「不起眼的小動作」，其實才是五十肩真正解開的鑰匙。只有動起來，療效才能被延續，肩關節才會真正恢復。

只看「痛不痛」，忽略「動不動」

另一個治療上的瓶頸是過度關注疼痛，卻忽略了關節活動度的恢復。我們常聽到患者說：「現在比較不痛了，所以我想應該好了。」但是，疼痛減輕並不代表五十肩已經痊癒。很多人在接受治療一段時間後，肩膀的疼痛確實少了許多，但活動範圍可能仍然很有限。

只看「痛不痛」而忽略「動不動」，容易讓患者誤以為無痛就是復原，結果提早終止復健，導致肩關節卡在未痊癒

的狀態。

舉例來說，門診常發生五十肩發作初期肩膀非常疼痛，患者常常連梳頭、穿衣都成問題。接受了幾個月治療後，疼痛明顯減輕，日常活動也比較不會痛了。

於是，患者自行判斷「應該好了」，就沒再繼續做復健運動。過了一段時間，他雖然不怎麼覺得痛，但發現右手依然舉不太高，後背的拉鍊拉不起來，甚至開車倒車時回頭看都很吃力。到醫院檢查，才發現他的肩關節外展和外旋角度依舊嚴重受限，需要追加一段時間的復健治療才能改善。

因此，當初不該只看疼痛減輕就掉以輕心，而應該持續鍛鍊直到肩膀真正恢復正常的活動幅度。

因此，在評估五十肩的恢復時，我們應該同時看「痛不痛」和「動不動」。

除了疼痛指數的下降，肩膀能舉多高、旋轉幅度如何、日常動作是否恢復自如，這些都是衡量治療成效的重要指標。即使疼痛已經減輕，也要持之以恆地進行肩部的伸展和肌力訓練，直到活動度盡可能恢復。

千萬不要因為不痛了就過早終止復健，否則肩關節功能可能永遠停留在未完全恢復的狀態。理想的情況是，疼痛消除的同時，肩膀各方向的活動能力也都儘量回到正常，如此才能算是真正擺脫了五十肩。

盲點 1 只靠醫生，自己不主動
誤以為打針吃藥就夠了，結果缺乏主動運動，導致療效有限。

盲點 2 疼痛減輕＝病好了
疼痛不再，但關節僵硬仍在，最後肩膀活動度沒有完全恢復。

盲點 3 害怕疼痛，拒絕動作
怕痛而不敢動肩，反而讓沾黏更嚴重，疼痛更持久。

盲點 4 忽略其他健康問題
未控制糖尿病或甲狀腺問題等，讓五十肩更難好轉。

盲點 5 姿勢不良不改善
復健期間不改變圓肩駝背等壞姿勢，肩膀持續處於不良受力狀態。

常見五十肩治療盲點

忽略全身狀態（血糖控制不良、甲狀腺等）

五十肩不僅僅是肩膀自身的事情，它常常和患者的全身健康狀況息息相關。如果只顧治療肩膀本身，卻忽略了潛在的全身性問題，治療效果可能大打折扣。

最典型的例子就是糖尿病。糖尿病患者罹患五十肩的機率比一般人高出許多，而血糖控制不良時，身體的癒合能力下降，發炎也比較不容易平息。

研究指出，糖尿病患的五十肩往往疼痛更劇烈、病程更長，一側肩膀好了另一側又可能發作，反覆折騰。原因在於高血糖的環境會讓軟組織（包含肩關節囊）更容易產生醣化作用，使組織變得僵硬。

另外，糖尿病也可能影響微循環，減緩組織修復。因此，醫師在面對特別頑固的五十肩時，常會留意患者有無糖尿病史，或建議檢查血糖等代謝指標，以找出是否有隱藏的全身因素在作祟。

除了糖尿病，甲狀腺機能低下或亢進等內分泌失調，也與五十肩的發生有關。一些甲狀腺失衡的患者常出現肌肉關節疼痛和僵硬，肩關節也不例外。如果甲狀腺功能長期異常而沒有調整，五十肩的症狀可能更加頑固難解。

此外，高血脂、荷爾蒙變化（如更年期），甚至某些自體免疫疾病，都被認為可能增加五十肩發作的風險或嚴重度。

這些全身性的因素如果不一併處理，單靠針對肩膀的治療，效果可能事倍功半。

時常有患者，五十肩於處接受治療卻常常反覆發作，後來發現是甲狀腺機能低下導致復原緩慢，調整甲狀腺藥物後再配合復健，肩膀才開始順利解凍。

因此，對於治療反應不佳的五十肩患者，全面檢視身體狀況，適時處理相關內科疾病，是非常重要的。

總而言之，要突破五十肩治療的瓶頸的同時，也別忘了檢視自己的全身健康，將血糖、代謝等問題控制好。內外兼顧、雙管齊下，才能讓五十肩真正痊癒，並降低日後再度發作的風險。

3-3 其實你不是五十肩？！

肩痛≠五十肩！很多病人一聽到肩膀痛、舉不起來，就自認是五十肩。

■ 誤會可大了！肩痛地圖帶你一探究竟

其實，肩膀是一個由多個肌腱、韌帶與關節組成的複雜結構，不同區域的疼痛，反映的是完全不同的問題。

如果是肩側外側痛，尤其在舉手到 90 度時刺痛，很可能是「旋轉肌腱炎」或「夾擠症候群」；肩前痛，可能是長頭肌腱炎或 SLAP 損傷（肩盂唇撕裂）；肩胛骨內側悶痛，多半與肩胛穩定肌無力或頸椎問題有關；而無法梳頭或穿衣，合併夜間痛醒，這才是五十肩最典型的訊號。別再通通叫五十肩了！搞懂「肩痛地圖」，不但能找對病根，治療也更有效率。

■ 常見誤解為五十肩的肩痛

門診裡許多人只要肩膀痛、手抬不高，就會說：「我是不是得了五十肩？」但實際上，肩膀的問題種類很多，有些甚至和五十肩完全不同，只是看起來「很像」而已。以下介紹七種常見的肩部問題，每一種都會說明成因、症狀特色與五十肩的差異，讓你更了解自己的肩膀發出的訊號。

前

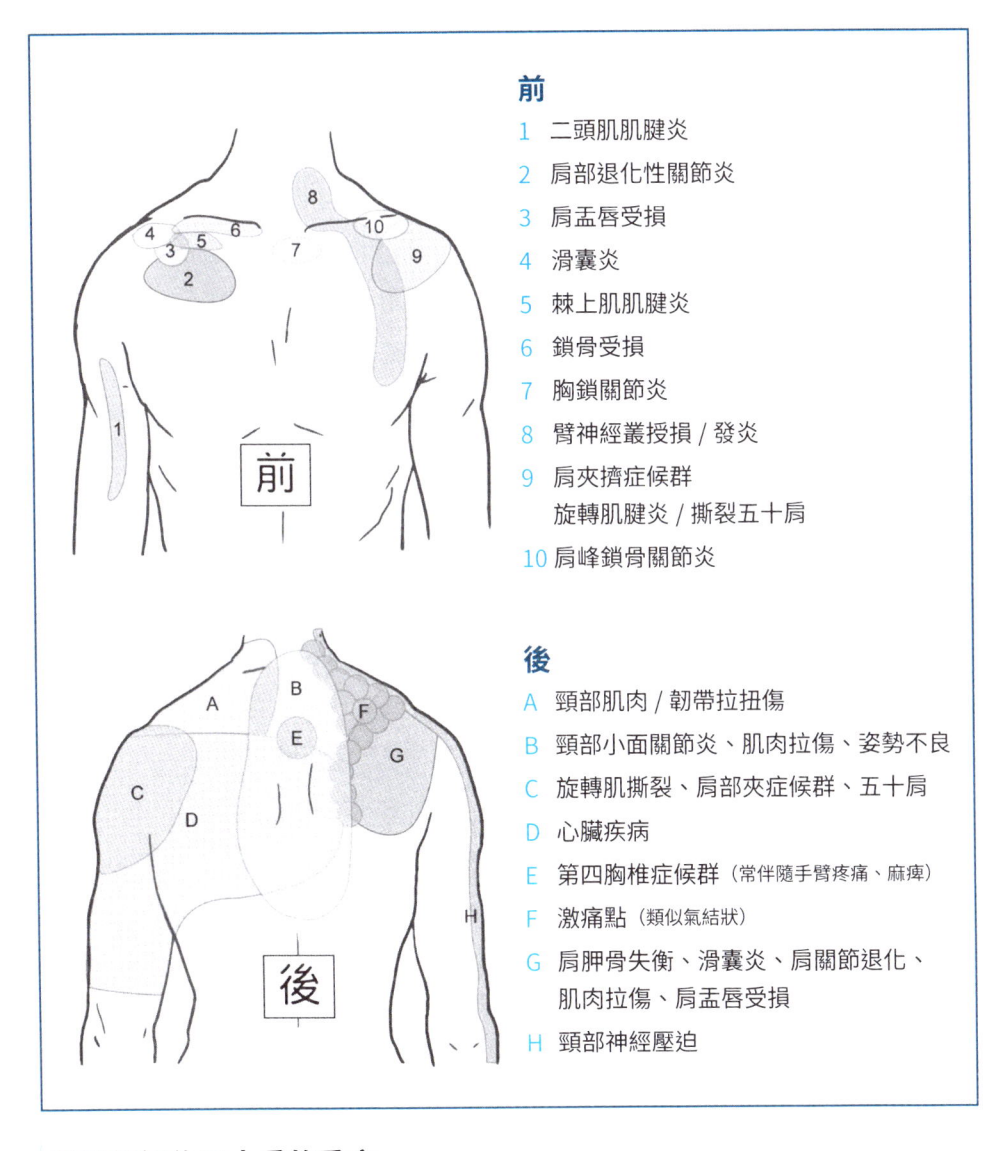

1. 二頭肌肌腱炎
2. 肩部退化性關節炎
3. 肩盂唇受損
4. 滑囊炎
5. 棘上肌肌腱炎
6. 鎖骨受損
7. 胸鎖關節炎
8. 臂神經叢受損 / 發炎
9. 肩夾擠症候群
   旋轉肌腱炎 / 撕裂五十肩
10. 肩峰鎖骨關節炎

後

A. 頸部肌肉 / 韌帶拉扭傷
B. 頸部小面關節炎、肌肉拉傷、姿勢不良
C. 旋轉肌撕裂、肩部夾症候群、五十肩
D. 心臟疾病
E. 第四胸椎症候群（常伴隨手臂疼痛、麻痺）
F. 激痛點（類似氣結狀）
G. 肩胛骨失衡、滑囊炎、肩關節退化、肌肉拉傷、肩盂唇受損
H. 頸部神經壓迫

常見誤解為五十肩的肩痛

① 能動但會痛──旋轉肌腱發炎或撕裂

旋轉肌腱負責穩定肩關節、協助手臂抬高，是肩膀最重要的肌肉系統之一。隨著年紀增長、重複使用或長期姿勢不良（例如滑手機、用電腦、舉重物），肌腱容易出現發炎、磨損甚至微小撕裂。

這種肩膀痛的特色是「能動但會痛」，尤其是舉手超過肩膀高度時最明顯，甚至連晚上側睡壓到肩膀都會痛醒。這種痛的位置多半集中在肩膀外側，舉手會突然被痛卡住，但你仍勉強可以舉高。

與五十肩不同的是，這類問題肩膀的活動角度大致正常，但會因為疼痛而不敢動。久而久之，如果長期不用、肌肉萎縮，就真的會演變成活動困難。

初期處理可透過冰敷、抗發炎藥物、物理治療改善急性疼痛，再搭配適當的肌力訓練，幫助修復與恢復肩部穩定度。若症狀嚴重或持續未改善，可能需進一步影像檢查（如超音波或 MRI）評估是否有撕裂需要手術修補。

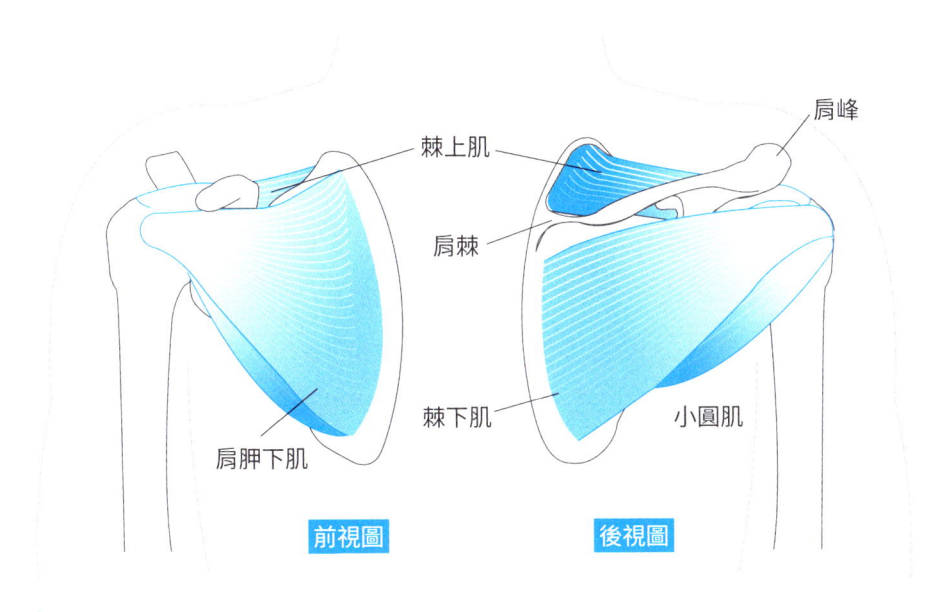

棘上肌
肩峰
肩棘
棘下肌
小圓肌
肩胛下肌

前視圖　　後視圖

肩關節旋轉肌群解剖圖

② 肩膀夾到了！——肩夾擠症候群

肩夾擠症候群是當肩膀上方的空間變小，導致舉手時某些肌腱或滑囊被夾到，引發卡住、疼痛，甚至發炎的情況。最常發生的部位是肩峰下空間，也就是你一舉手，肩膀上方那塊骨頭和底下的肌腱、滑囊之間的空隙太小，組織就被壓住了。

症狀多半發生在你將手舉到一半，大約 60 到 120 度之間時出現「疼痛弧」（painful arc），過了這段角度反而不痛。也有人會覺得肩膀動作時有喀喀聲、卡卡的感覺，晚上睡覺壓到肩膀會痛醒。

這種問題常見於姿勢不良（像是駝背、圓肩）、肩胛穩定不足或重複上舉動作過多的人，例如教師、家庭主婦、游泳選手等。

和五十肩不同的是，這類病人多半可以舉高手臂，但在特定角度會出現明顯卡住或夾痛。五十肩則是整個關節活動幅度都下降，被動牽拉也舉不高。

治療上重點是改善姿勢、打開肩膀空間，透過運動強化肩胛穩定肌群（如下斜方肌、前鋸肌）、放鬆過度緊繃的肌肉（如上斜方肌）。嚴重者可考慮局部注射或復健治療輔助。

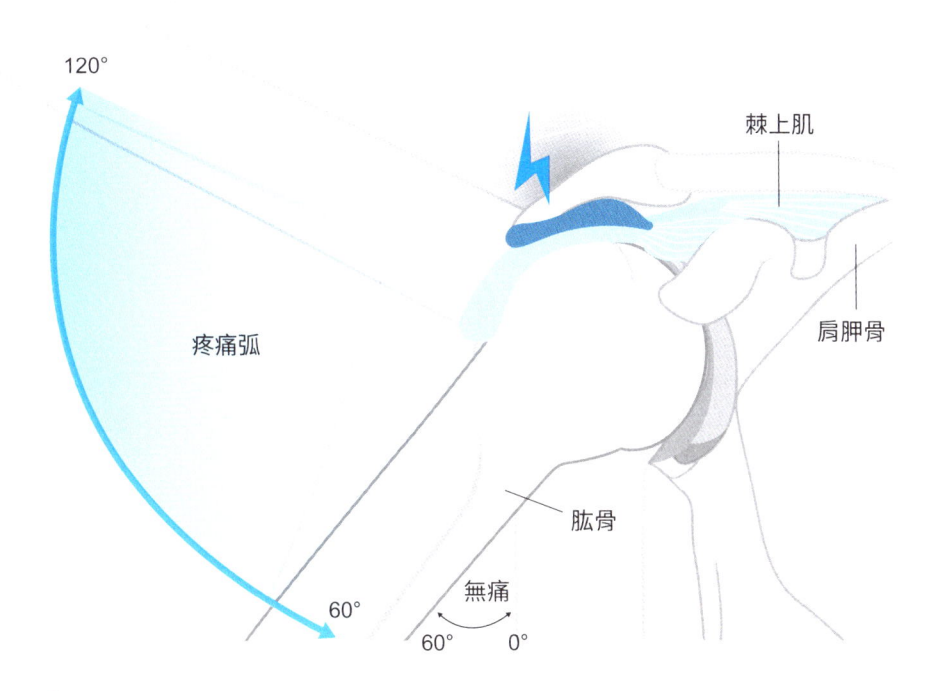

肩峰下夾擠解剖圖、疼痛弧角度示意

第 3 章 治療都做了，五十肩還是沒有好？

③ 年輕人肩痛別忽略──肩盂唇撕裂

肩盂唇是肩關節內圍一圈的軟骨環，就像輪胎的膠邊，負責讓肩關節穩定、增加深度，讓手臂動作能夠靈活又不易脫臼。

當這層軟骨因跌倒、過度外旋、拉扯或重複性運動（如打排球、游泳、舉重）受傷撕裂，就會導致深層肩痛與不穩定感，這就是所謂的肩盂唇撕裂。

典型症狀是肩膀深處痠痛，某些角度覺得「卡卡的」、「滑掉」或伴隨喀喀聲，有時會感覺肩膀在用力時「軟掉」或出現瞬間刺痛。

不少病人因為手還能舉高，但總覺得哪裡不對，常被誤認為早期五十肩，但事實上活動範圍通常正常，問題出在穩定性。

處理上，初期可進行保守治療：肌肉控制訓練、避免過度伸展、調整運動姿勢等。如果症狀反覆或功能受限，醫師可能會安排核磁共振（MRI）檢查，並視情況進行注射治療或關節鏡修補。

肱二頭長肌

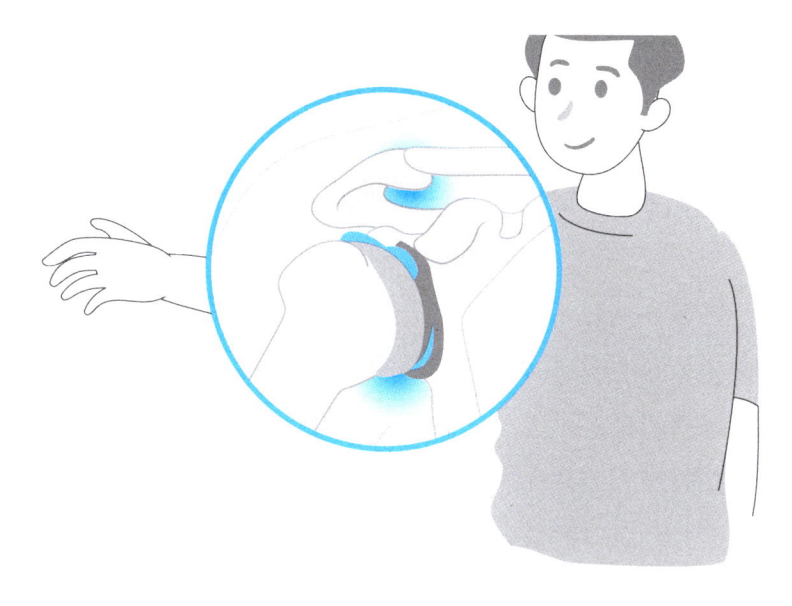

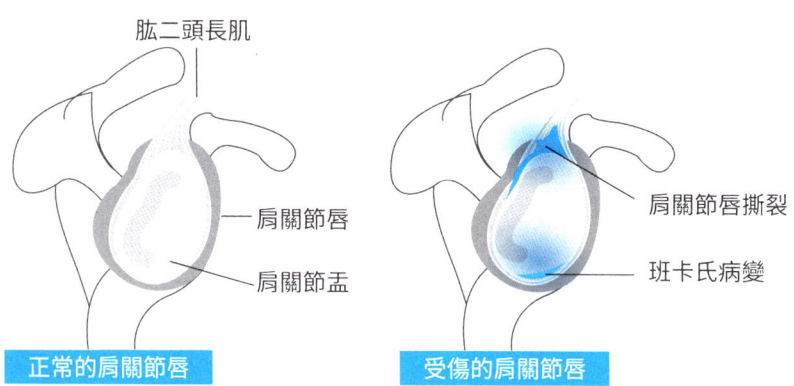

肩關節唇

肩關節盂

肩關節唇撕裂

班卡氏病變

正常的肩關節唇

受傷的肩關節唇

肩盂唇撕裂解剖圖

④ 肩痛其實是脖子在作怪？──頸因性肩痛

有時候肩膀痛的根源不在肩，而是來自頸椎！當頸部椎間盤突出、骨刺或退化造成神經根壓迫時，疼痛會順著神經路徑往下傳遞到肩膀甚至手臂，這種狀況稱為「頸因性肩痛」。

典型症狀包含肩膀痠麻、手臂無力、手指刺痛，並伴隨頸部僵硬或活動受限，門診常見這種疼痛延伸往下超過手肘，這些都是不同於五十肩的問題。

此外，因為疼痛根源來自頸椎，轉頭或低頭時會加劇疼痛，這是和真正的肩關節問題最大不同之處。很多患者會誤以為自己是五十肩，其實是頸椎壓迫造成的放射性疼痛。

這類問題應從頸部著手治療。放鬆頸部肌肉、改善姿勢、減少長時間低頭，甚至進行牽引治療或神經鬆動運動，都有助於改善症狀。另外，枕頭的挑選也很重要，有興趣的讀者可以掃下方 QR code 影片說明。

枕頭挑選短影音

頸椎

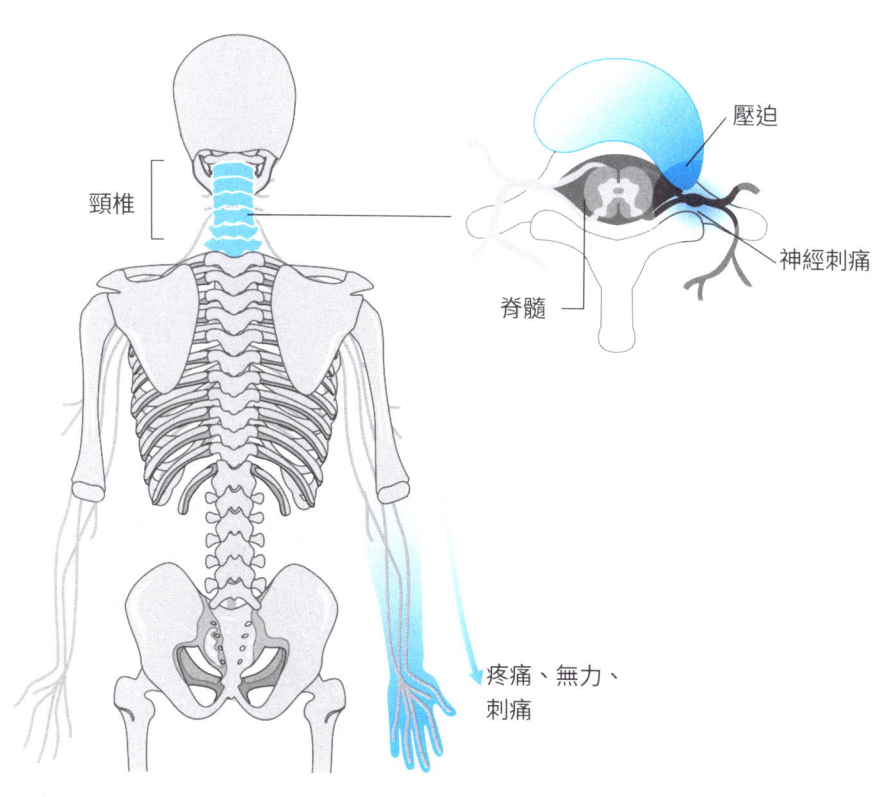

壓迫

脊髓

神經刺痛

疼痛、無力、刺痛

疼痛放射區域圖（肩→臂）、頸椎壓迫神經示意圖（右圖）

⑤ 肩膀裡長了石頭？──鈣化性肌腱炎

鈣化性肌腱炎是指肩膀肌腱（特別是棘上肌）內出現鈣質沉積，形成像小石頭一樣的堅硬結晶。這些鈣化點會刺激周圍組織引發劇烈發炎，導致疼痛加劇。雖然目前還無法完全解釋鈣化為何形成，但與局部血液循環、代謝異常、體質有關。

「醫生，我因為這個痛跑去急診！但是也沒有好，到底要怎麼辦！」筆者曾遇到一位上市公司老闆專程從高雄北上如此說，這也是很多鈣化性肌腱炎的患者跟我說的主訴，這類肩痛的特點是：發作急、疼痛強、常在夜間加劇，甚至連穿衣服、拿杯子都困難。活動角度可能未明顯受限，但只要一碰痛點，就痛到無法動彈。很多人誤以為是五十肩急性期，其實是鈣化造成的化學性發炎反應。

診斷上，可透過 X 光或超音波明確看到鈣化點。治療上有口服藥、局部注射，甚至使用震波或超音波導引注射等方式，而針對發作非常疼痛的患者，筆者常以微創抽吸的方式，通常在三天內即可達到 8～9 成以上的效果，唯一此方式須仰賴時間與醫師的技術。

「徐醫生，別人都說五十肩要很久，原來這是鈣化，沒想到竟然這麼快好！」正確診斷、對症處理，其實不是五十肩也能好。

鈣化沉積

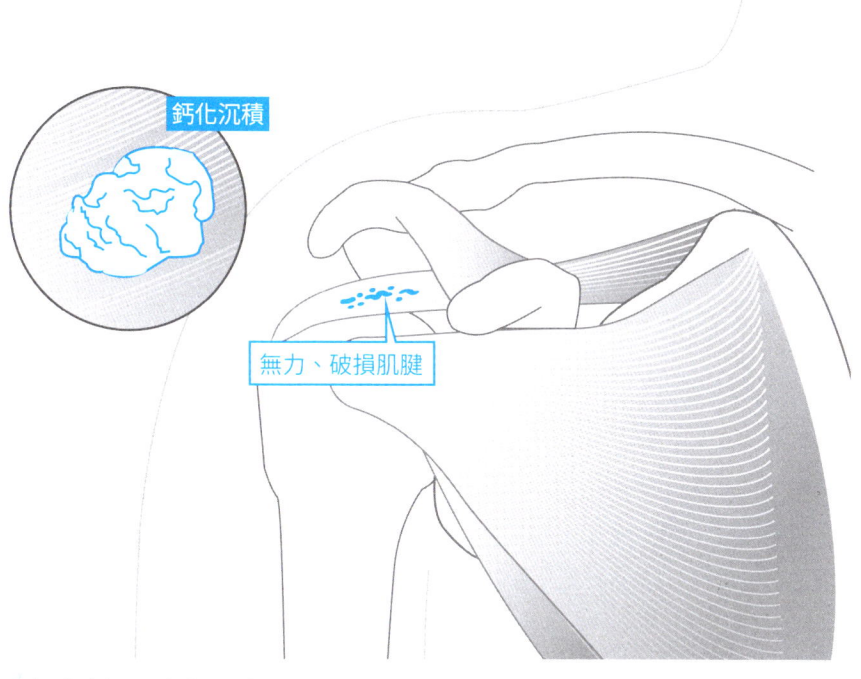

無力、破損肌腱

鈣化性肌腱炎示意圖

⑥ 肩痛的根源在中段背部──胸椎功能不良

肩膀的動作,其實離不開背部的參與。胸椎是位於肩胛骨與脊柱之間的重要結構,如果胸椎僵硬、活動度不足,會讓肩胛骨卡住,進而影響肩關節的協調與穩定性,出現「肩膀動不順」的情形。

這種問題常發生在長期久坐、姿勢不良、運動量不足的人身上。

患者會說:「肩膀不是痛得很厲害,但總覺得卡卡、緊緊、好像哪裡動不了。」雖然不會劇烈疼痛,但會影響日常活動,如伸懶腰、穿外套、抬高手臂時特別明顯。

傳統治療如電療、熱敷對這類結構功能問題幫助有限。反而胸椎活動度訓練(如瑜伽貓牛式、利用泡棉滾筒放鬆、胸椎旋轉)對改善這類肩膀卡住感非常有效。姿勢調整與核心穩定也同樣重要。

胸椎位置

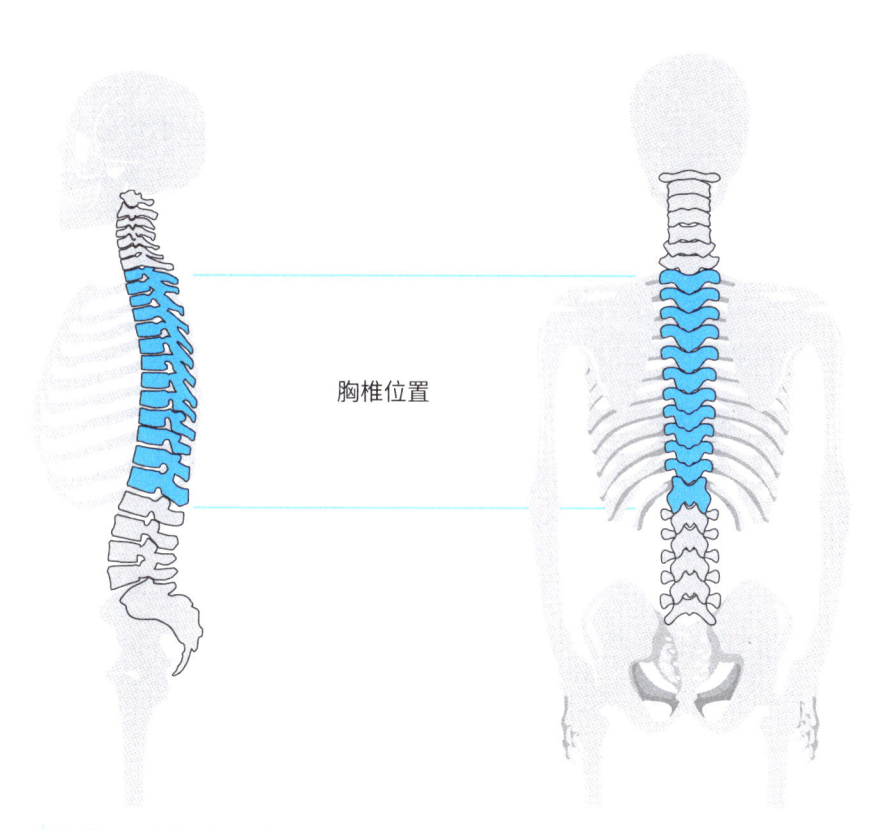

胸椎─肩胛骨示意圖

⑦ 胸廓出口症候群——手麻、肩緊，不是五十肩！

胸廓出口症候群（Thoracic Outlet Syndrome，簡稱 TOS）是指從頸部、鎖骨、第一肋骨與周邊肌肉構成的「胸廓出口空間」變窄，壓迫到通往手臂的神經或血管，導致肩膀與手臂的不適。這個問題會讓人感覺肩緊、手麻、手冰涼、舉手容易沒力，症狀常在姿勢維持太久、久坐或手舉過頭後惡化。

TOS 依照受壓部位不同，可分為兩種主要類型：

- **神經型 TOS**：最常見。壓迫的是臂神經叢，會出現手麻、手指刺痛、手臂痠脹、抓握無力等情形，通常會隨著姿勢（如聳肩、低頭、提重物）改變而加劇。

- **血管型 TOS**：較少見，但症狀較明顯。當鎖骨下動脈或靜脈受壓時，可能出現手臂腫脹、冰冷、膚色蒼白或發紫，甚至在手舉過頭時血流明顯減少，有人會說「一舉高就覺得整隻手沒血」。

這種疼痛常誤認為是五十肩，但 TOS 的特點是：合併手麻、症狀會因姿勢改變而惡化，肩膀常有壓迫感但活動角度通常不會明顯受限。如果誤當成五十肩拉筋或強拉肩膀，反而可能加劇壓迫與發炎。

治療方式以保守方式為主，包括：放鬆胸鎖乳突肌與前斜角肌、神經滑動運動、姿勢調整、核心與肩胛穩定訓練等。有些人需要長期物理治療與生活習慣改變才能真正改善。

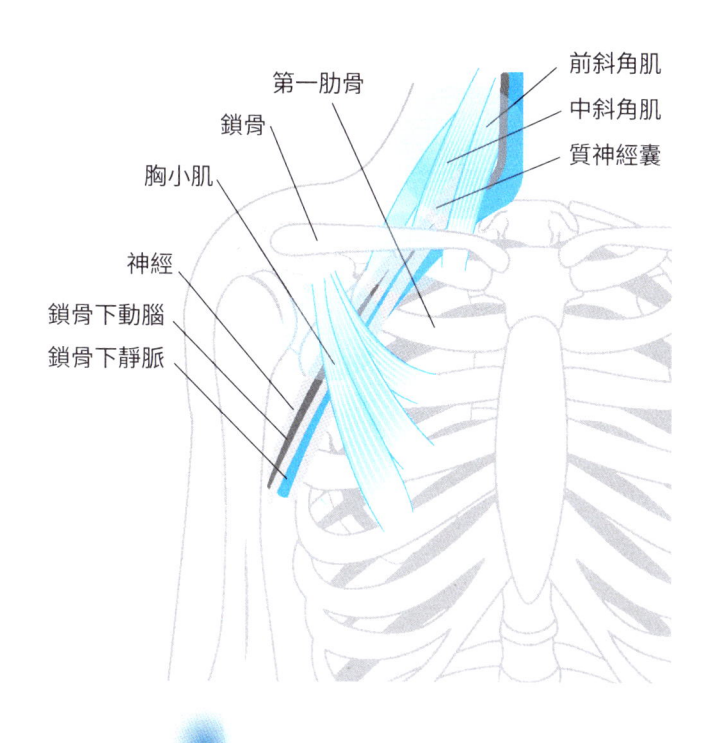

解剖圖標示：
- 第一肋骨
- 鎖骨
- 前斜角肌
- 中斜角肌
- 質神經囊
- 胸小肌
- 神經
- 鎖骨下動脈
- 鎖骨下靜脈

麻痺疼痛處 胸廓出口症候群不僅影響上肢，也可能來自胸部、頸部與肩膀。這些症狀是由於姿勢性、間歇性地壓迫臂神經叢和／或鎖骨下動脈與靜脈所引起的。

胸部出口症候群解剖壓迫位置圖、症狀分布圖

胸廓出口症候群類型對照表

分類	神經型胸廓出口症候群	血管型胸廓出口症候群
受壓部位	控制手臂的神經	鎖骨附近的動脈或靜脈
常見症狀	手麻、刺痛、手指不靈活 手臂痠脹、拉扯感 握力變弱、肌肉變小	手冰冷、蒼白 手臂發紫、腫脹 悶脹、沉重感
容易惡化時機	抬高手臂 長時間滑手機、打電腦 側睡壓到肩頸	抬手過肩 搬重物、抬東西 運動後出現腫脹或變色
特徵記憶法	麻痠、無力	腫、冷、變色

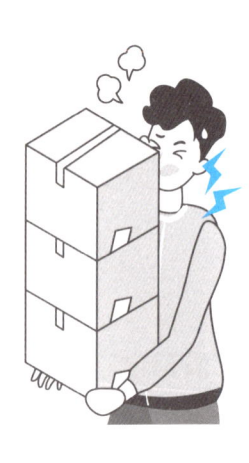

3-4 大多醫師都棘手的「頑固型五十肩」

有些五十肩患者經過長時間治療仍不見起色,醫師會稱之為「頑固型五十肩」。這類患者的肩膀通常不僅關節囊沾黏嚴重,周邊肌肉也嚴重失衡,更常合併其他部位的問題。

肩膀、肩胛骨、頸椎、胸椎環環相扣

肩膀的活動其實與肩胛骨、頸椎、胸椎的動作環環相扣。肩胛骨是肩關節的「基座」,正常情況下,手臂抬高時,肩胛骨也需要在胸廓上旋轉、提升,才能讓肩關節達到完整的舉手動作(參見第140頁圖)。如果肩胛骨卡住了(例如長期姿勢不良造成肩胛骨動作受限),肩關節單獨的活動就達不到應有的高度。

同樣地,頸椎和胸椎的狀況也會影響肩膀。很多頑固型五十肩的患者,伴隨著頸椎僵硬或胸椎後彎(駝背)的情形(參見第141頁圖)。頸椎神經支配肩膀的部分肌肉和感覺,頸椎椎間盤突出或骨刺可能引發肩背部的慢性疼痛,讓五十肩更複雜難治。

而胸椎過度僵硬(常見於圓肩駝背的人),會限制肩胛骨在胸廓上的移動,使肩膀無法順利抬起。因此,對於這些頑固型的病例,治療時必須更全面地考量——不僅治療肩膀本

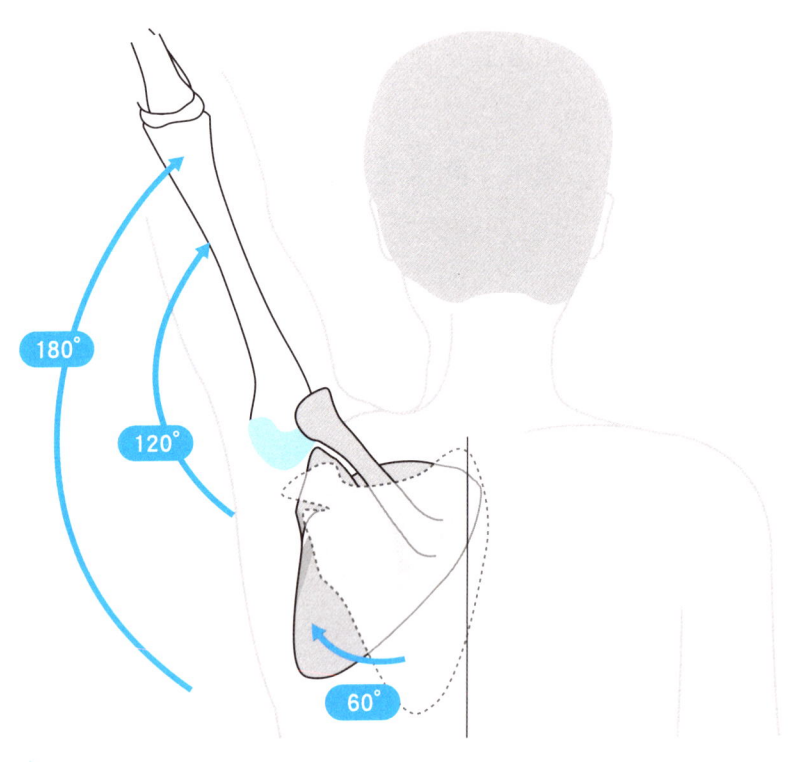

肩頸連動示意圖

駝背
胸椎僵硬

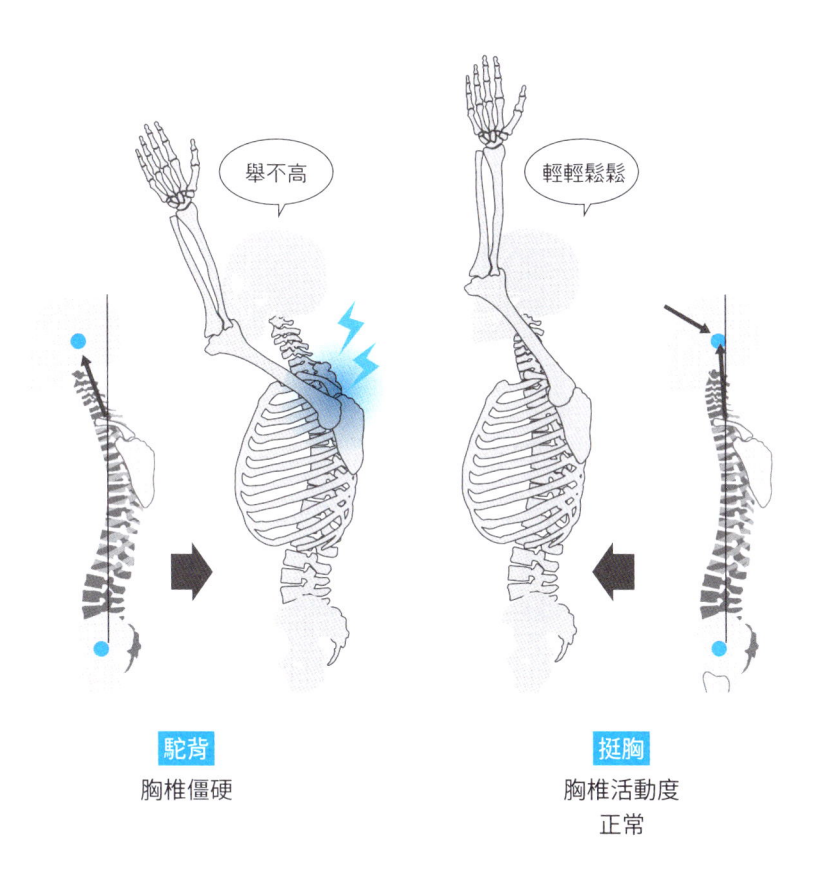

挺胸
胸椎活動度
正常

胸椎活動度影響肩膀活動

身，還要鬆動肩胛骨、改善頸椎和胸椎的活動。

醫師或治療師可能會加入一些手法治療，針對肩胛骨的活動度進行鬆動，或教導患者進行上背部（胸椎）的伸展運動。唯有各個環節都調整到位，肩膀的困境才有可能真正突破。

配合積極治療效果好——
關節囊擴張術、清醒下無痛鬆動術

當傳統的保守治療和復健運動對頑固型五十肩效果有限時，關節囊擴張術是一項值得考慮的新穎療法。

關節囊擴張術（Shoulder Hydrodilatation）並不需要開刀，它的原理是利用液體將緊縮的關節囊撐開。簡單來說，就是在超音波或 X 光引導下，將生理食鹽水（通常混合適量的類固醇和麻醉藥）注入肩關節腔中。大量液體的注入會把原本沾黏的關節囊強行撐開，猶如給黏在一起的關節囊「灌水膨脹」，藉此鬆解沾黏。

關節囊擴張術的優點是時間短、見效快。整個過程中病人不需全身麻醉，只是在局部進行操作。許多患者在擴張術後，肩膀的活動角度當場就明顯增加，疼痛也獲得緩解。有醫師形容這個療法就像「幫肩膀內部的結冰打通一條裂縫」，讓已經凍住的肩膀開始解凍。

過去，手術通常作為最後手段，因為風險較高、恢復期較長。現在，清醒下無痛鬆動術 (Silent Manipulation)，在相對安全範圍下可大幅提升關節活動度。台灣以往較少人使用，然而在筆者長年的經驗中，對於極少數經過長期治療仍完全動不了的肩膀，幾乎是不開刀的最終選擇。

　　需要注意的是，儘管上述治療能快速鬆解沾黏，但若治療後不配合密集的復健運動，沾黏還是可能再次形成。因此，這項技術通常配合術後的積極運動治療，才能鞏固治療成果。

侵入性較高的療法通常是最後手段

　　前述治療之外，極少案例會需要採取手術鬆解或關節鏡操作。例如在麻醉下進行「肩關節鬆動術」（醫師在患者麻醉狀態下強行活動肩膀，將沾黏扳開），或者使用關節鏡（微創手術）直接切開增厚的關節囊。

　　由於這些較侵入性的方式，後續仍有關節囊過度撕裂、肱骨或肩盂骨折、旋轉袖肌腱損傷等風險，萬不得已之下患者才會走到這一步；而筆者多年的經驗，藉由前段所述新型治療，尚未遇過有需要手術的患者。

　　頑固型五十肩對醫師和患者都是一大挑戰。對醫師而言，需要花更多心思找出每個患者的獨特問題點，設計更精

準的治療計畫；對患者而言，更需要有毅力和恆心，配合各種治療和訓練。

一方面，要堅持每天做肩關節的各方向伸展運動，另一方面，也要注重身體其他部位的狀態，例如做一些上背和胸廓的柔軟度訓練、脖子的放鬆運動，以及全身性的有氧運動來提升循環。

對於疼痛特別頑固者，在醫囑下適時使用止痛藥或接受神經阻斷治療，也可以降低痛苦，讓復健訓練得以順利進行。

「頑固型五十肩」並非不可治癒的絕症

最後要強調的是，「頑固型五十肩」並不是不可治癒的絕症。雖然它需要投入更多的時間和努力，但大多數患者經過多方面的綜合治療後，仍能達到良好的效果。很多人在經歷了漫長的冰凍期後最終迎來了解凍的曙光，肩膀重新獲得自如的活動。

如果你正面對一個棘手的五十肩病例，請不要氣餒。耐心地遵循專業建議，勇敢面對治療過程中的種種挑戰，積極調整生活習慣並堅持復健，終究有機會戰勝這「結凍」的肩膀，重拾輕鬆無痛的生活。

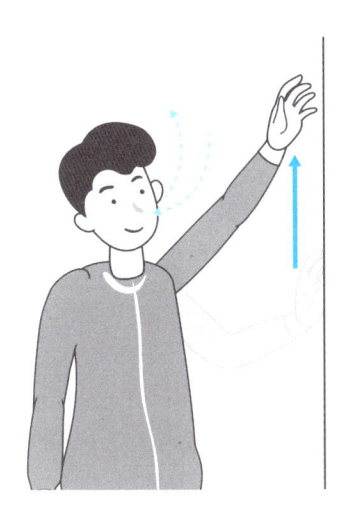

4

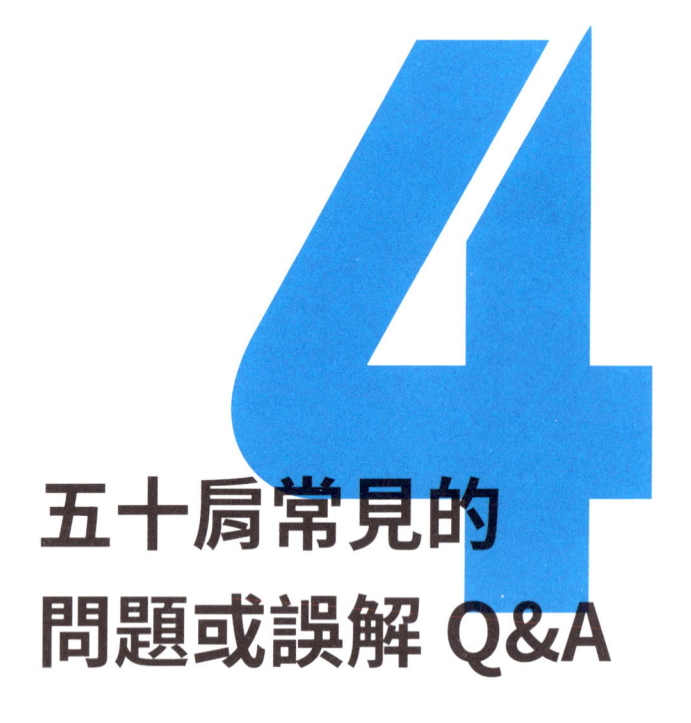

五十肩常見的
問題或誤解 Q&A

什麼是五十肩?有什麼症狀?要怎麼治療?
得了五十肩該多休息,還是應該多活動?
五十肩真的能完全痊癒嗎?會不會以後都抬不高?
五十肩好了以後還會再犯嗎?可以預防嗎?
本章針對五十肩的種種疑問或誤解,
提供醫學實證的專業解答。

Q1 什麼是五十肩？

A 所謂「五十肩」，正式醫學名稱是「沾黏性肩關節囊炎」。這種情況下，包覆肩關節的囊膜發生沾黏和發炎，導致肩膀活動受限並產生疼痛。它在不同地區還有其他稱呼，例如「肩周炎」、「冰凍肩」等，都指的是同一種問題。

簡單說，五十肩就是肩關節變得僵硬、疼痛，好像被「凍住」了一樣，動起來很困難。

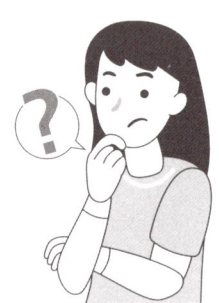

Q2 五十肩可以預防嗎？

A 由於五十肩的確切原因尚未明朗，沒有人能百分之百預防它發生。不過，日常生活中注意幾件事有助於降低風險：保持肩關節適度活動（不要長期固定一個姿勢），避免嚴重的肩部外傷，控制內科疾病（如糖尿病）等。

如果肩膀出現不適，要及早就醫評估，避免拖延惡化。雖然無法保證完全預防，但健康的生活習慣和適度伸展對肩膀保養有正面作用。（對於沒有五十肩的患者，可參考「5-2 緩慢又溫和！12項五十肩復健運動」的第3、5、10、11、12的伸展進而預防）

Q3 五十肩有什麼症狀？

A 典型的五十肩症狀有三大表現：第一是角度受限，這種受限是肩關節很多方向都無法正常舉起或旋轉，好像被卡住了；第二是睡眠時疼痛，夜裡睡覺時肩膀痛到翻身都困難，甚至痛醒；第三是活動時疼痛，只要移動肩膀就從深處傳來劇痛，讓人日常動作也困難重重。有時天氣變冷時疼痛會加劇。

如果你出現肩膀僵硬舉不高、夜間痛醒等情況，很可能就是五十肩的症狀表現。

Q4 誰容易得五十肩？

A 五十肩好發於 40～60 歲的中年族群。在這個年齡段，身體組織老化，肩關節囊滑液減少，容易出現發炎沾黏。

此外，有些因素會增加風險，例如內科疾病（糖尿病、甲狀腺機能異常等）患者得到五十肩的機率更高；女性發生五十肩的比例也略高於男性。

另外，手臂長期不活動（如手臂打石膏固定、中風後不動、長期臥床）或曾經肩部外傷的人，也比較容易罹患五十肩。總之，中年族群加上以上風險因素的人，要特別留意肩膀健康。

第 4 章 五十肩常見的問題或誤解 Q&A

Q5 五十肩會自己好嗎？

A 有些五十肩患者最終會自己好轉,但情況因人而異。

典型來說,五十肩若不治療可能經歷疼痛期、冰凍期、解凍期三個階段:起初幾個月劇痛難眠,接著肩膀變得非常僵硬,痛感可能減輕,最後經過一年甚至更久慢慢恢復一些活動度。然而,「自己好」常常只是疼痛減輕,但肩膀仍然活動不良。

研究指出,五十肩長期不治療,約有 10% 至 15% 的患者可能留下肩膀活動度永久受限;也有 20% 至 30% 的人可能持續出現慢性疼痛或夜間痛,並伴隨肩部肌肉萎縮、肩頸代償緊繃與動作失衡,影響日常生活品質。

臨床上,我們遇過一些患者一開始期待五十肩自行痊癒,結果拖了兩年肩雖不痛但舉不過肩膀,最後還是得來治療。

所以,與其消極等待多年,不如積極治療,加速且完善地恢復肩關節功能。

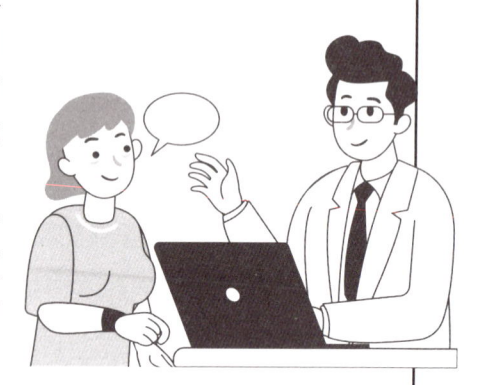

Q6 五十肩的病程自然週期有多久？

A 五十肩的自然病程長短不一。大多數人在 1～3 年左右可能疼痛逐漸減輕並部分恢復活動，但也有報告顯示長達 11 年都還沒完全好！每個人情況不同，無法預測你是哪一種。

總之，五十肩不是幾週就會好的小毛病，它可能纏鬥很久，需要心理準備和耐心面對。積極的治療和復健可以縮短這個漫長的病程，讓你不用苦熬多年。

Q7 五十肩要怎麼治療？

A 五十肩的治療方式包括復健運動、藥物注射和手術介入等，依嚴重程度而定。對於輕度或中度的五十肩，通常建議透過規律物理治療和復健運動來改善肩關節活動度，搭配止痛消炎藥物控制疼痛。

多數人認真復健約 3 個月後會開始見到成效。如果屬於頑固的重度五十肩，醫師可能會建議進一步治療，例如關節鏡下沾黏鬆解手術、麻醉下鬆動術，以及改良式的肩關節囊擴張術。

不管採用哪種治療，治療後仍需一段時間復健，才能維持效果，避免關節囊再次沾黏。簡而言之，五十肩治療是一個循序漸進的過程，從保守復健到侵入治療都有工具可用，醫師會依你的情況調整最合適的方案。

Q8 「肩關節囊擴張術」是什麼？

A 肩關節囊擴張術是一種五十肩治療方式。原理是利用特殊的注射，在肩關節內注入生理食鹽水和類固醇等液體，物理性地將沾黏的關節囊撐開，整個過程就像打針一樣，在門診即可完成，不需要進開刀房。

而目前也有進階到改良式關節囊擴張術，不同以往針對單一關節囊治療，對於淺層筋膜放鬆、失能動作矯正、局部沾黏解離，都可以在同一療程處理，患者只會感到局部壓力感，痛苦不大。

一般一個療程約進行 3～5 次左右（每週一次），大多患者在前兩次療程中就明顯感到肩部活動度改善，而此技術吃重醫師手法與判斷。無論是傳統或是改良式關節囊擴張術，目前屬於自費項目。

總而言之，肩關節囊擴張術提供了一種不需手術、效果不錯的選擇，特別適合傳統復健數月仍然卡關的五十肩患者。

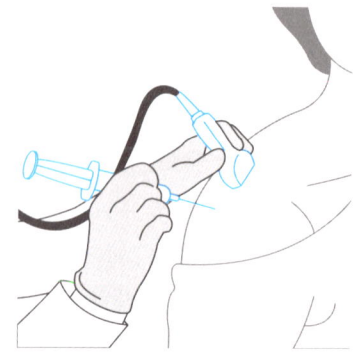

Q9 有哪些運動可以在家自己做復健？

A 運動也是治療的一部分。許多五十肩患者可以在家進行一些溫和的肩關節運動來促進康復。但首先請諮詢醫師或治療師，確認哪些動作適合你。

處於急性劇痛期時，切記不要亂做激烈動作（例如猛力甩手或吊單槓），以免拉傷肌肉或加重發炎。等疼痛稍穩定後，你可以開始一些緩慢、漸進式的運動，例如溫和的肩關節伸展（本書第 5 章有詳細介紹多種居家伸展動作）。

這些居家伸展運動可以在不超出疼痛限度下進行，逐步增加肩關節活動度。每天持之以恆，才能看到效果。總之，居家復健運動要循序漸進，痛時休息、不痛時多動，配合專業指導才能安全又有效。

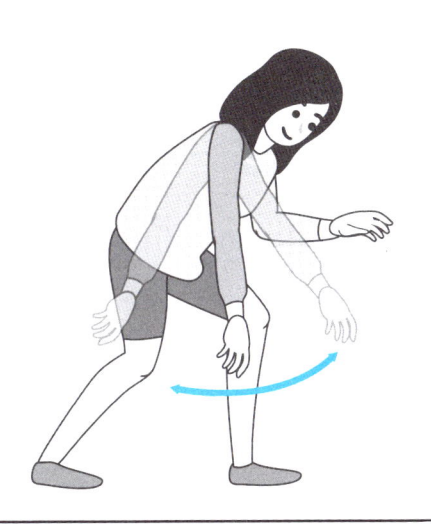

第 4 章 五十肩常見的問題或誤解 Q&A

Q10 除了復健運動，還可以多做什麼？

A 除了治療本身，良好的營養和生活習慣也很重要。平常應確保攝取足夠的蛋白質（每公斤體重約 1.2～1.5 克，腎功能異常者需諮詢醫師），因為肌肉和組織修復需要蛋白質養分，而補充膠原蛋白搭配維生素 C 有助於關節與肌腱修復，魚油（Omega-3）能減少發炎反應，維生素 D 與鎂則有助於肌肉放鬆與減緩疼痛。

另外，保持充足的睡眠與休息，有助身體修復。日常可以使用熱敷幫助血液循環，減輕僵硬（除非醫師特別叮囑需要冰敷的急性期短暫冰敷）。均衡飲食、搭配復健運動，會讓肩膀恢復更快、效果更持久。

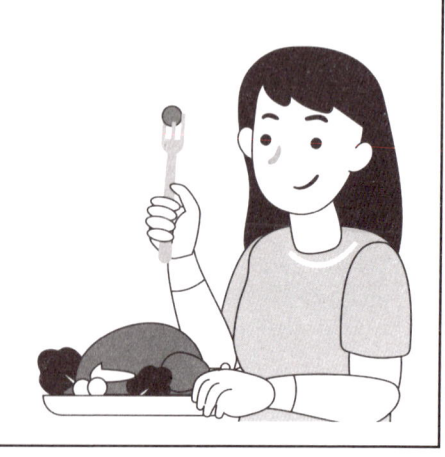

Q11 肩膀痛、手抬不高就是五十肩嗎?

A 不一定!肩膀疼痛抬不起來固然是五十肩的典型表現之一,但並非所有肩痛都是五十肩。

肩痛可能由很多原因引起,例如肩膀肌腱發炎撕裂(旋轉肌袖損傷)、肩峰下滑囊發炎、鈣化性肌腱炎,甚至頸椎神經壓迫、心臟病或肺部問題都有可能造成肩膀疼痛(詳見本書第3章)。

五十肩通常除了痛之外,還會有明顯的肩關節活動角度受限(尤其是外轉、內轉和外展方向都卡住)。臨床經驗上,我們也碰過患者本以為是五十肩,結果檢查發現是肌腱撕裂,需要不同的治療。

所以,當出現肩痛抬手困難,最好由醫師做詳細評估,確認是否真的是五十肩,才能對症下藥。

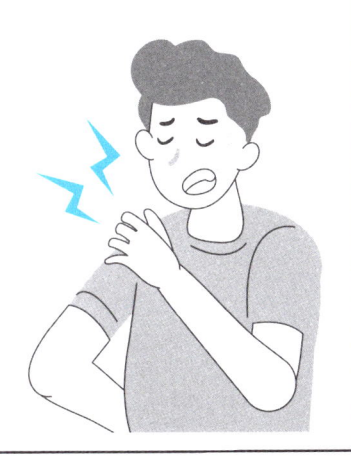

Q12 只有 50 歲以上的人才會得五十肩嗎？

A 五十肩這個名字讓人以為只有 50 歲左右才會得，但實際上並非如此。五十肩好發年齡的確集中在中年，但並沒有嚴格年齡下限。

一些 40 出頭的朋友也可能出現類似的肩關節沾黏問題，因此在國外也有人稱「四十肩」。另外，超過 60 歲的人還是可能罹患五十肩，只是這個年齡階段的肩痛也可能和退化性關節炎、肌腱問題混雜，需要專業判斷。

患者常問：「我都過了 60 歲，不是五十肩吧？！」其實不然，6、70 歲的人也可能因肩關節囊發炎而肩膀變僵硬。

總之，五十肩並非 50 歲的專利，40 歲以上族群都應該注意肩膀健康。年齡只是參考因素，更重要的是症狀和病程表現來判斷是不是五十肩。

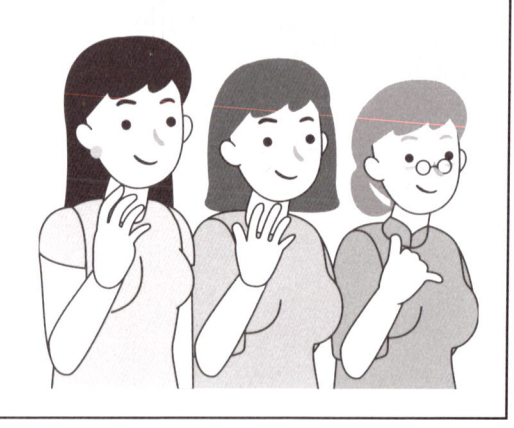

Q13 五十肩是因為肩膀太少活動、凍住了嗎？

A 很多人以為五十肩就是肩膀「沒在動」所以生鏽凍住，其實成因沒這麼單純。目前醫學界對五十肩的確切原因仍不完全清楚。

長期不活動肩膀（如手臂固定太久）的確可能引發肩關節囊沾黏，這是次發性五十肩常見原因之一。然而，許多五十肩患者在發病前並沒有明顯的運動不足或外傷史，屬於原發性五十肩，可能和體質、年齡有關，而不是單純因為不動造成的。

因此，平時保持肩膀適度活動是好的生活習慣，但也不能保證一定不會得五十肩。但是，過度使用、姿勢不當也是會造成肩部其他傷痛。總之，運動不足只是風險因素之一，五十肩的發病機制複雜，不能簡化為單一原因。

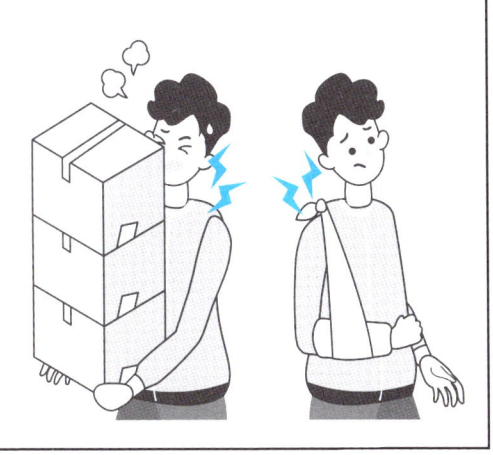

Q14 五十肩究竟該冰敷還是熱敷？

A 對於五十肩的疼痛僵硬，熱敷通常比較適合。一般受傷48小時內建議冰敷以減輕急性發炎，但五十肩多屬慢性問題，且需要促進組織修復。

熱敷可以擴張血管、增加血液循環，讓養分更容易送達受傷的組織，有助於修復。因此大多數情況下，我們會鼓勵患者每天熱敷患肩10～20分鐘左右，特別是在做復健運動前熱敷效果更佳，有助肌肉放鬆和關節囊鬆開。

冰敷則適用在特殊狀況：如果肩膀處於急性發炎劇痛期，痛到不敢動時，可短暫冰敷減輕疼痛；但一旦疼痛稍緩解，還是應儘早改回熱敷，促進血液循環以利復原。

簡單來說，熱敷是原則，冰敷是例外，除非醫師建議，否則五十肩患者平日多以熱敷保養比較好。

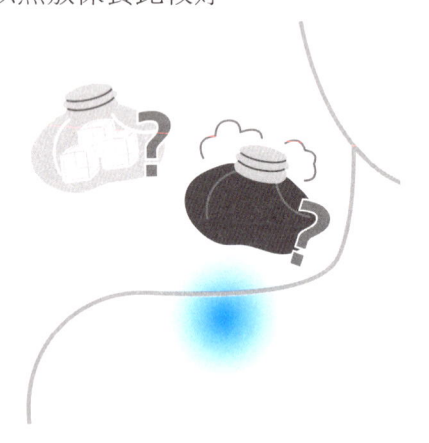

Q15 得了五十肩該多休息，還是應該多活動？

A 面對五十肩，休息和活動都要拿捏分寸。在疼痛劇烈的初期，適當休息很重要，此時若強行活動肩膀只會更痛也可能加重發炎。但完全不動也不行，長期不使用會讓肩關節更僵硬。原則是：避免讓疼痛惡化的動作要暫時避開，但允許範圍內的溫和活動還是要做。等急性疼痛稍退後，就應開始溫和的伸展運動，慢慢讓肩膀恢復活動度。

很多患者害怕痛就乾脆一點不動，結果幾週下來肩膀更凍、更痛，反而惡性循環。所以，五十肩復原期強調「動則不痛」，是在不劇痛的前提下儘量活動肩膀。

每天的小幅度動作累積起來，有助於防止關節囊持續沾黏。換句話說，痛時休息、痛退適度活動，在醫師指導下找到休息與運動的平衡，才是正確之道。

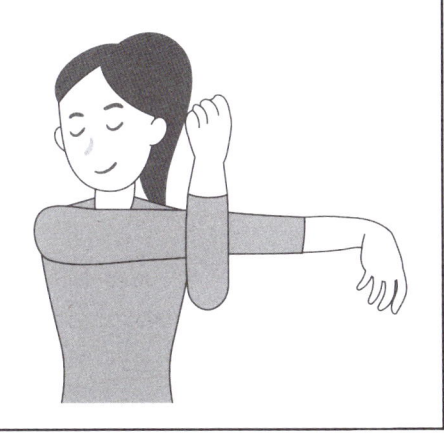

第 4 章 五十肩常見的問題或誤解 Q&A

Q16 治療五十肩需要打針或吃藥嗎？

A 藥物治療是五十肩綜合治療的一環，但不是萬靈丹。常用的藥物包括：口服止痛藥或消炎止痛藥（NSAIDs），可以緩解疼痛和炎症，有助患者進行復健運動。

同時，有些醫師會在肩關節注射類固醇藥物，這種打針可以強力消炎止痛，短期內顯著減輕疼痛。

然而，要注意的是，藥物和類固醇注射只能暫時改善症狀，並不能直接解除肩關節囊的沾黏。它們主要是幫助減輕痛苦、爭取時間，讓患者可以更順利地配合復健動作。等疼痛緩解後，還是要靠持續的伸展運動來真正改善關節活動度。

因此，治療五十肩可以在醫師評估下服藥或注射以控制疼痛，但最根本的治療還是復健鍛鍊。藥物就像輔助工具，幫助你渡過難關，但不能取代積極的運動治療。

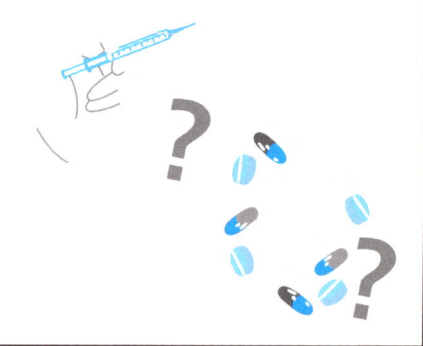

Q17　五十肩一定要開刀治療嗎？

A 大多數五十肩患者不需要開刀。只有在少數嚴重、長期不見改善的病例中，醫師才會建議侵入性治療，包括手術。

常見的手術方式如關節鏡下肩關節囊鬆解術，醫生在關節鏡引導下剪開沾黏的組織；或者麻醉下鬆動術（MUA），在全身麻醉下強力將肩關節拉開。以上這些都屬於比較激烈的手段。

隨著科技進步，現今也有不需開刀的替代方案，如第3章提到的關節囊擴張注射術或清醒下無痛鬆動術，許多患者透過這種方式避免了開刀。

整體而言，保守治療為先，手術為後盾。先經過數月的復健和藥物治療，若肩膀仍然嚴重僵硬疼痛，生活無法自理，才會考慮手術。對醫師來說，開刀是治療的最後手段，就算真的開刀，術後也需要密集復健來鞏固效果。所以，只要透過正確治療，大部分五十肩不用進手術房，別太擔心一開始就做手術。

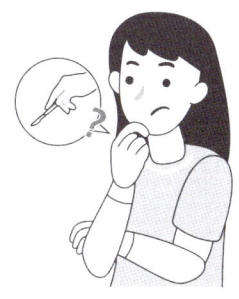

Q18 針灸、按摩等傳統療法對五十肩有效嗎？

A 不少患者會嘗試中醫針灸、推拿按摩等方法來減輕五十肩的疼痛。這些傳統療法在舒緩肌肉緊繃、減輕疼痛方面有一定幫助。有些人針灸後肩膀疼痛感暫時減輕，或經過推拿感到肩頸比較放鬆，這對於改善症狀、提升舒適度是有益的。

但是，需要強調的是，五十肩的核心問題在於關節囊沾黏，單靠針灸或按摩無法從根本上解除沾黏。因此，傳統療法可作為輔助，在你配合醫師的復健計畫同時使用，幫助減輕疼痛、增加復健耐受度。但千萬不要因為按摩幾次或扎針幾次覺得舒服，就不做伸展運動了。

如果只靠被動治療而不主動鍛鍊肩膀，沾黏依舊存在，肩部活動度難以真正恢復。總之，針灸與按摩可輔助舒緩，但要根治五十肩，還是離不開主動的復健運動和西醫治療。

Q19 五十肩好了以後還會再犯嗎？

A 一般來說，同一側肩膀的五十肩痊癒後很少再次發作，大多數患者治療後都能長期維持良好狀態。然而，另一側肩膀發生五十肩的機率會增加。

統計指出，大約有一成到三成的患者，在第一側痊癒後的一兩年內，另一側肩膀可能出現類似問題（尤其是有糖尿病等體質因素者）。另外，如果當初五十肩並未積極治療完全復原，殘留的活動受限可能持續存在甚至惡化，看起來就像「沒好透」又來一次。

所以，預防再發的重點有二：一是兩側肩膀都要均衡保養，即使好的一側也要注意活動與肌力；二是徹底治療，不要留下遺憾。當然，也不需要過度恐慌，只要維持良好的肩部運動習慣，定期活動肩關節，絕大多數人五十肩痊癒後都能恢復正常生活，不會反覆發作。

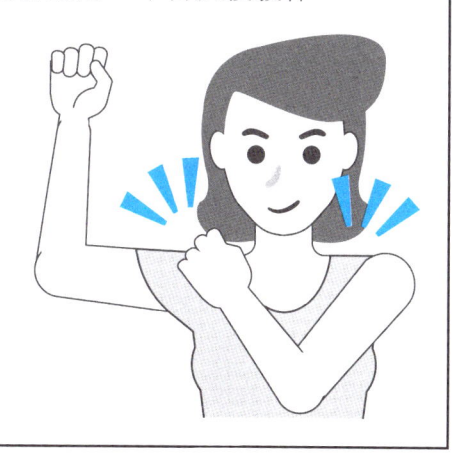

第 4 章 五十肩常見的問題或誤解 Q&A

Q20 五十肩真的能完全痊癒嗎？會不會以後都抬不高？

A 五十肩是有可能完全痊癒的，請不用太灰心。許多患者經過適當治療後，肩關節活動度可以恢復到跟健康時差不多的程度，日常動作不再受限。

當然，每個人的嚴重程度不同，恢復的時間長短也不同。關鍵在於及早治療和堅持復健。如果及時介入治療，大幅降低疼痛和沾黏時間，肩關節受損就少，最終功能恢復也會更好。

臨床上也看到不少患者，剛開始來治療時疼得連梳頭、穿衣都難，但經過數月努力，最後能輕鬆舉手過頭。重要的是有正確認知：五十肩不是絕症，只要願意投入時間復健，多數人最終都能擺脫疼痛，重獲自如的肩膀。

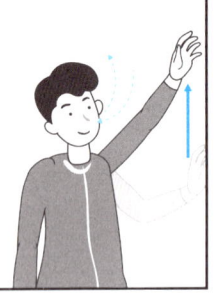

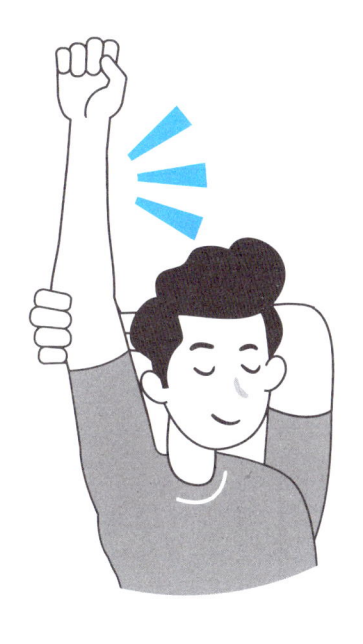

五十肩自救法：
從日常應用技巧到復健伸展、肌力增強

五十肩的復健,不只是在診間做運動!
緩慢又溫和的 12 種簡易伸展的五十肩復健運動、
好還要更好的 8 種五十肩康復期運動,
以及日常生活中肩膀復健小技巧,
讓每一天的行住坐臥,都為肩膀健康加分。

掌握心法！6項五十肩復健運動基本原則

五十肩的復健運動，需要掌握幾個重要原則。這些原則能確保你在正確、安全的方式下活動肩膀，加速康復，又不會因方式錯誤而受傷。簡單來說，關鍵字就是循序漸進、量力而為、持之以恆。以下是幾項基本原則：

▌五十肩的復健運動基本原則

① 溫和伸展、循序漸進

五十肩運動要從「溫和」開始，不可操之過急。目標是逐步鬆開沾黏的關節囊，建議每天做簡單的前舉、側舉、滑牆、滑輪、拉毛巾等動作，每次停留 15～30 秒，緩慢增加角度與次數。千萬不要一次拉太大力，避免造成發炎反彈。

② 肌力訓練先輕後重

當活動角度逐漸恢復後，肌肉強化才是關鍵。初期以徒手為主，例如靠牆推、滑輪拉，之後再加入彈力帶或輕重量訓練。強度要能承受、不引發疼痛，每週 2～3 次，逐漸增加阻力與次數。

③ 先等長收縮訓練，再做離心與向心收縮阻力訓練

肌力恢復應從「等長收縮」開始，也就是在關節不動的情況下出力，例如將手輕推牆面但不移動，幫助喚醒肌肉的控制能力。待肌肉能穩定出力後，再逐步進入向心收縮訓練，例如利用彈力帶輔助抬手；或是增加離心收縮訓練，例如抬手後慢慢控制放下。這樣有助於肌力的恢復、減少代償動作，並提升肩部的動作控制與穩定性。

④ 避免劇烈疼痛

運動後出現「肌肉痠」是正常的，但若是尖銳疼痛、無法入睡、活動反而退步，代表強度過高或方式不對。五十肩的原則是「動可以痛一點，但不能太痛」。適度不適可接受，但不能讓肩膀更發炎。

⑤ 正確姿勢、注意代償

五十肩患者常有代償動作，例如聳肩抬手、側彎軀幹等，這會影響訓練效果，甚至造成頸部或背部痠痛。進行運動時，請注意維持肩膀放鬆、背部挺直，避免用錯力導致其他部位受傷。

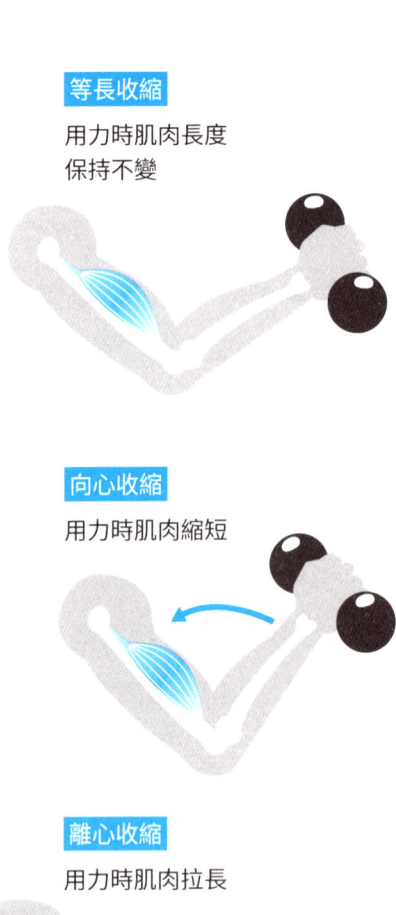

等長收縮
用力時肌肉長度保持不變

向心收縮
用力時肌肉縮短

離心收縮
用力時肌肉拉長

喚醒肌力的等長訓練

⑥ 放鬆呼吸、穩定動作

運動時記得搭配呼吸，出力時吐氣、放鬆時吸氣，有助於減少肌肉僵硬與焦慮感。

動作宜慢不宜快，穩定控制才是真正有效的復健。配合呼吸，也有助於調節疼痛感知，讓肩膀更容易放鬆。

雖然要天天練習，但也要給肩膀足夠休息時間。運動後如果覺得肩膀特別痠痛，可以冰敷或休息一下，隔天再繼續，不要讓肩膀長期處於發炎狀態。睡眠充足、營養補充也有助於組織修復。

以上這些原則可以總結成一句話：「不求快但求穩，天天練不偷懶，疼痛留意不逞強。」只要掌握好節奏，五十肩的肩膀就會一天天改善。

接下來，我們介紹一些具體的伸展動作範例，供大家在家練習時參考。

5-2 緩慢又溫和！12 種五十肩復健運動

以下介紹 12 種簡易的肩關節伸展運動，每個動作都不需要特殊器材，在家即可進行。請依照自己的疼痛容忍度，選擇幾種合適的動作每天練習。每個動作進行時都記得緩慢、溫和，不要勉強。

另外，可在運動前先熱敷肩膀、運動後再放鬆休息。若某動作引起劇痛，請停止或諮詢治療師。

簡易伸展的五十肩復健運動

① 鐘擺運動

鐘擺運動（Pendulum Exercise）是在站立時身體微微前傾，讓患側手臂自然垂下，不出力地前後、左右或畫圓擺動，就像鐘擺一樣。此動作主要利用重力自然帶動肩關節，是發炎期或剛開始活動時的理想選擇。

不出力的擺動

斜面 可前後、左右或畫圓擺動

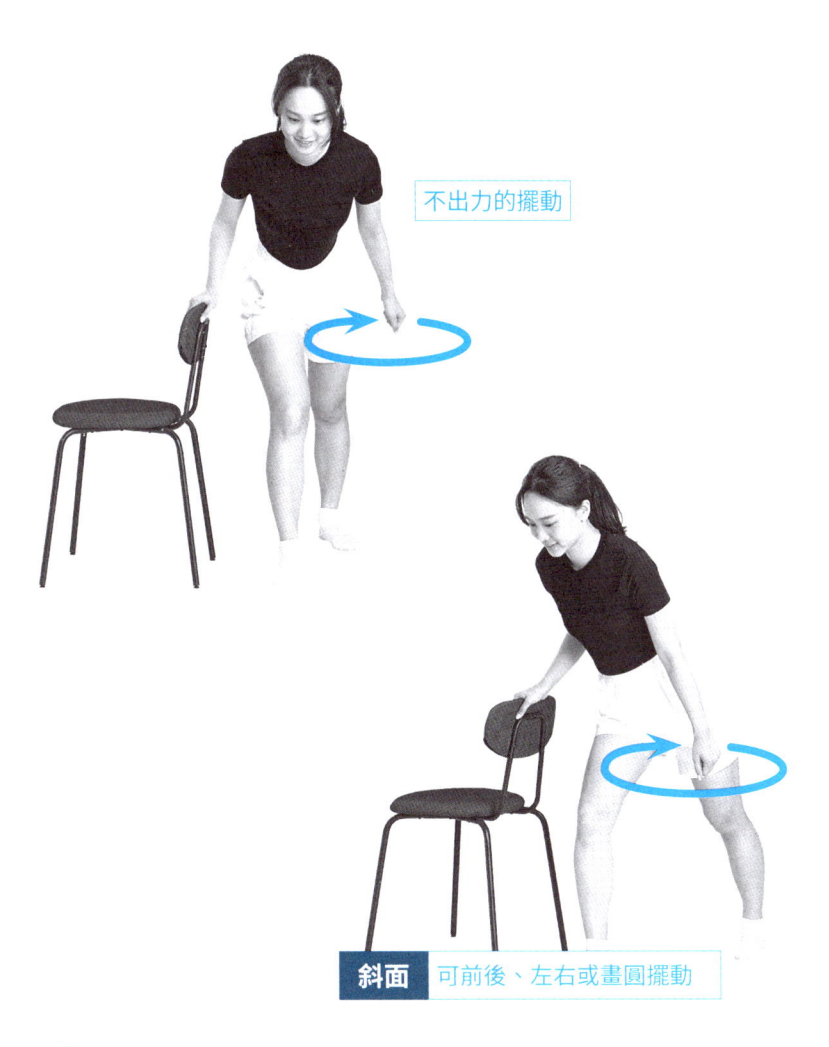

⚠️
⚠ 動作幅度不宜過大,重點在於放鬆與啟動關節活動。
⚠ 建議每次做 30 下,重複 2～3 組。
⚠ 注意身體應扶穩桌面或椅背,避免失去平衡。

第 5 章 從日常應用技巧到復健伸展、肌力增強

② 爬牆╱指尖爬牆

爬牆╱指尖爬牆（Wall Climb / Finger Walk）是身體面向牆壁站立，將患側手臂伸出，用指尖慢慢向上「爬牆」，像蜘蛛人一樣逐步增加高度。

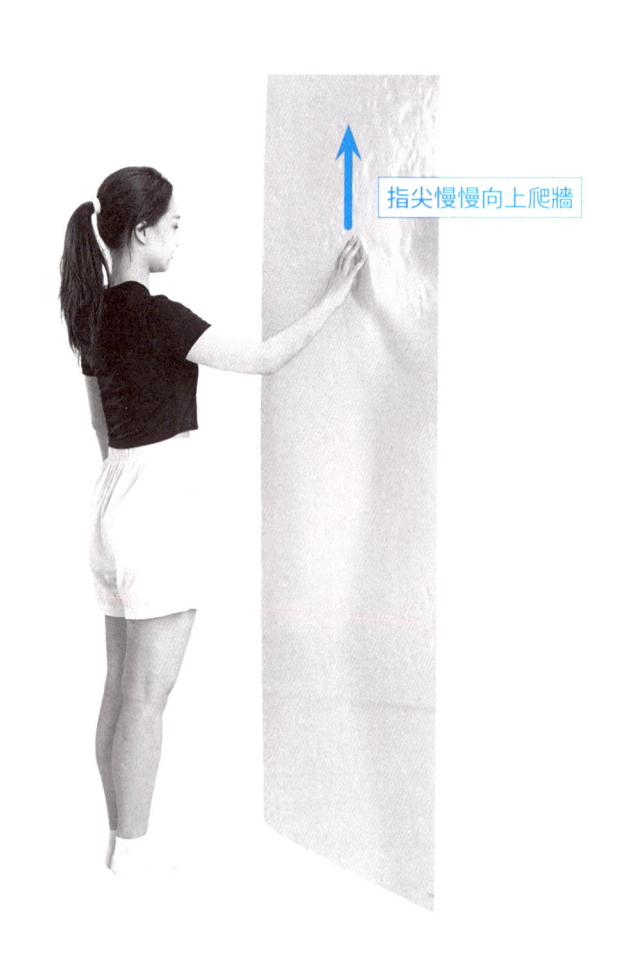

指尖慢慢向上爬牆

> ⚠ 適合用來恢復肩膀的前舉與側舉角度。
> ⚠ 每次可爬升至有輕微拉扯感即可，維持 5 秒，再慢慢退回起始位置。
> ⚠ 過程中肩膀保持放鬆，避免聳肩或身體側彎代償，每次重複 10～15 下。

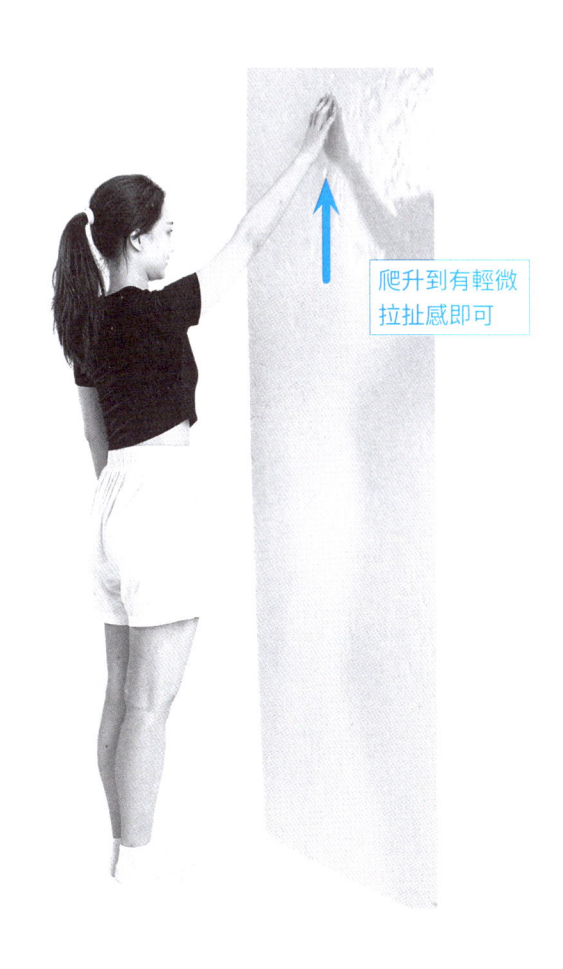

爬升到有輕微拉扯感即可

第 5 章 從日常應用技巧到復健伸展、肌力增強

③ 毛巾上舉伸展

毛巾上舉伸展（Overhead Towel Stretch）是雙手各握毛巾一端，從頭頂後方舉起，像做擦背動作。可幫助伸展肩關節前方與上臂後側，增加活動範圍與柔軟度。

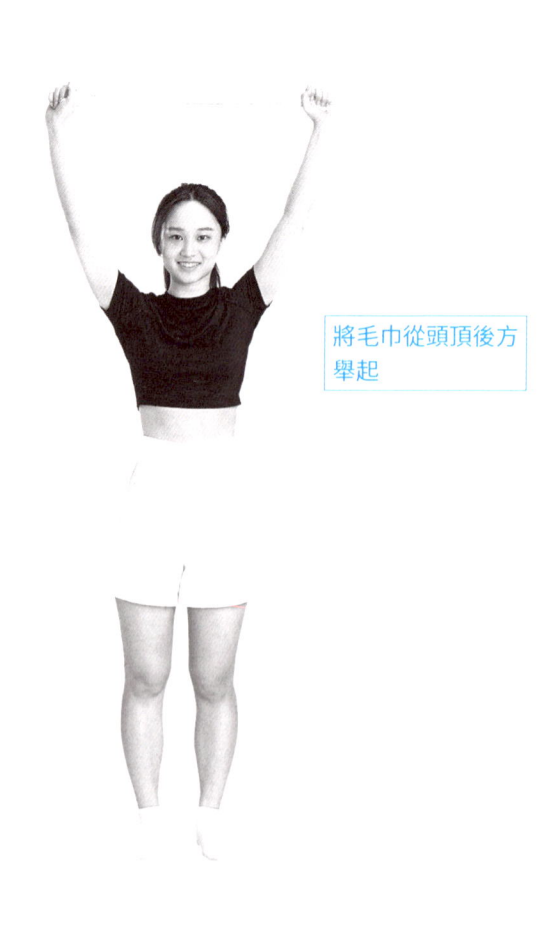

將毛巾從頭頂後方舉起

正面

⚠ 每次可維持 15～30 秒，重複 2～3 次。
⚠ 建議可配合深呼吸進行。注意不要勉強硬拉，避免造成肌肉拉傷。
⚠ 使用乾淨柔軟的毛巾較容易控制動作幅度。

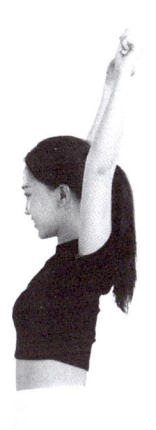

注意不要勉強硬拉

側面

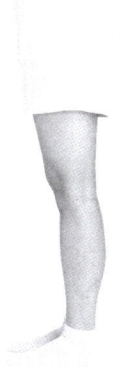

④ 背後毛巾內旋伸展

背後毛巾內旋伸展（Behind-the-Back Towel Stretch）是一手從上方、一手從下方抓住毛巾兩端，進行背後拉伸動作，模仿摸背。這動作能幫助提升肩膀內旋與功能性日常動作（如扣內衣或摸背）。

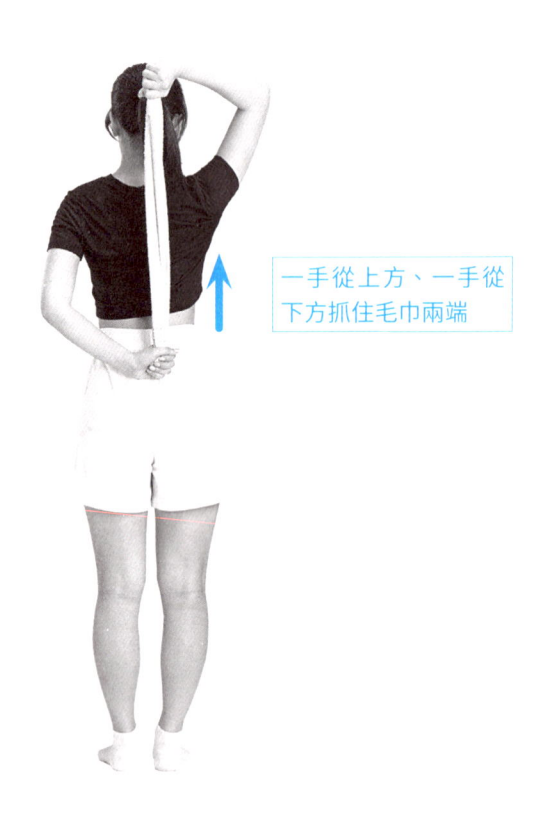

一手從上方、一手從下方抓住毛巾兩端

⚠ 可每次拉住 10～15 秒，重複 2～3 次。
⚠ 注意兩手都應在可忍受範圍內出力，不可用力強拉造成反效果。

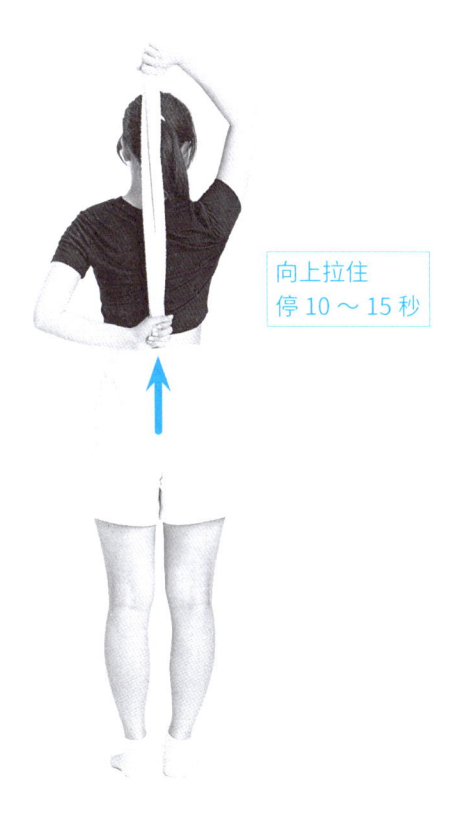

向上拉住
停 10～15 秒

⑤ 交叉手臂伸展

交叉手臂伸展（Cross-Body Stretch）是將患側手臂橫拉至胸前，另一手輕拉協助。主要伸展肩胛與後三角肌肉，改善手臂橫向動作。

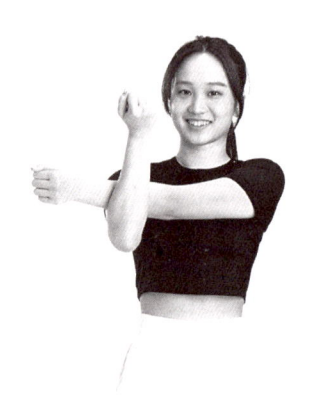

另一手協助將患側手臂橫拉至胸前

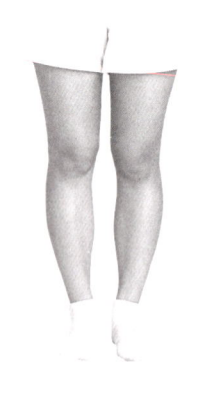

正面

⚠ 每次可維持 15～30 秒,重複 2～3 次。
⚠ 注意不要轉動軀幹或聳肩,保持身體中正。

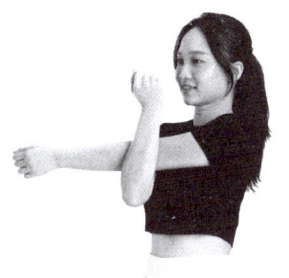

軀幹不轉動,
保持身體中正

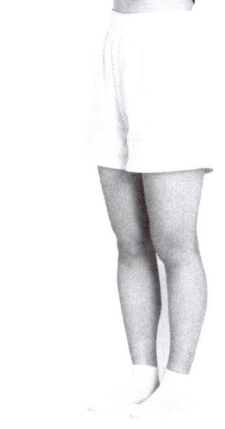

側面

第 5 章 從日常應用技巧到復健伸展、肌力增強

⑥ 肩關節外旋棒式伸展

肩關節外旋棒式伸展（Wand External Rotation Stretch）是雙手持棍（雨傘或拐杖皆可），手肘彎曲 90 度貼身，健側帶動患側手向外旋。幫助改善肩關節外旋活動角度。

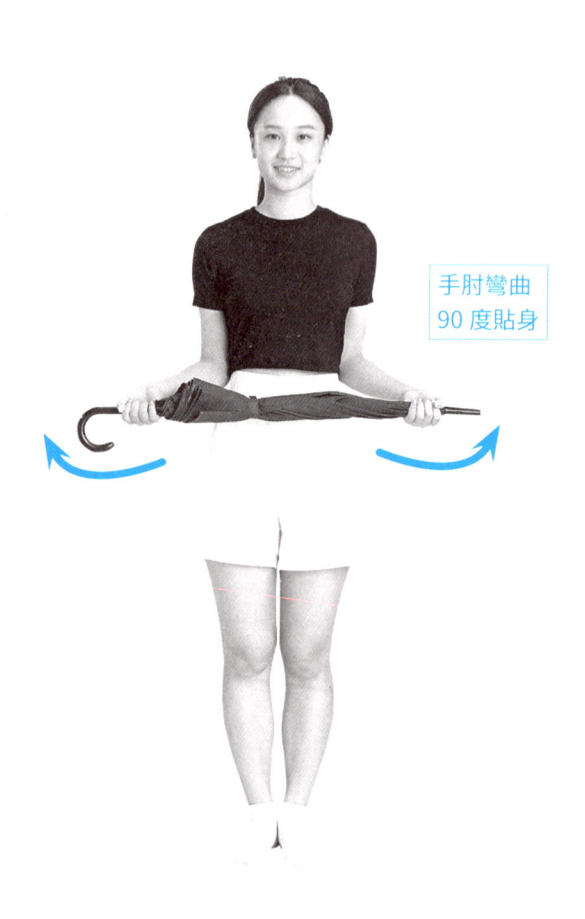

手肘彎曲
90 度貼身

⚠ 每次可做 10 ～ 15 下。
⚠ 注意保持動作對稱且穩定,避免出現代償性身體轉動。

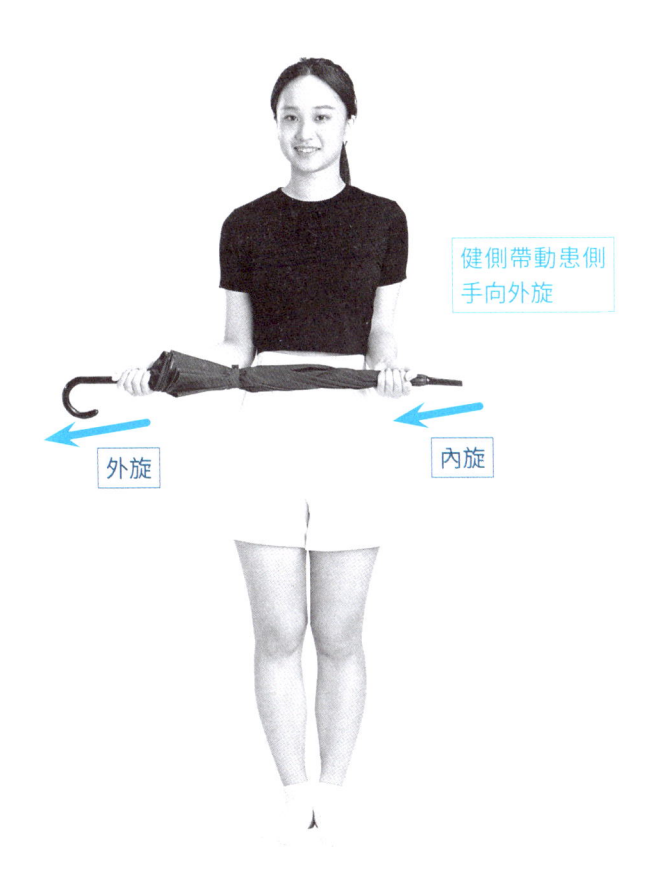

健側帶動患側
手向外旋

外旋　　內旋

第 5 章 從日常應用技巧到復健伸展、肌力增強

⑦ 肩關節內旋棒式伸展

　　肩關節內旋棒式伸展（Wand Internal Rotation Stretch）是雙手握棒，將患側手臂輕推往內旋方向，可坐姿或仰躺進行。適合肩關節已解凍、準備進一步提升活動度的階段。

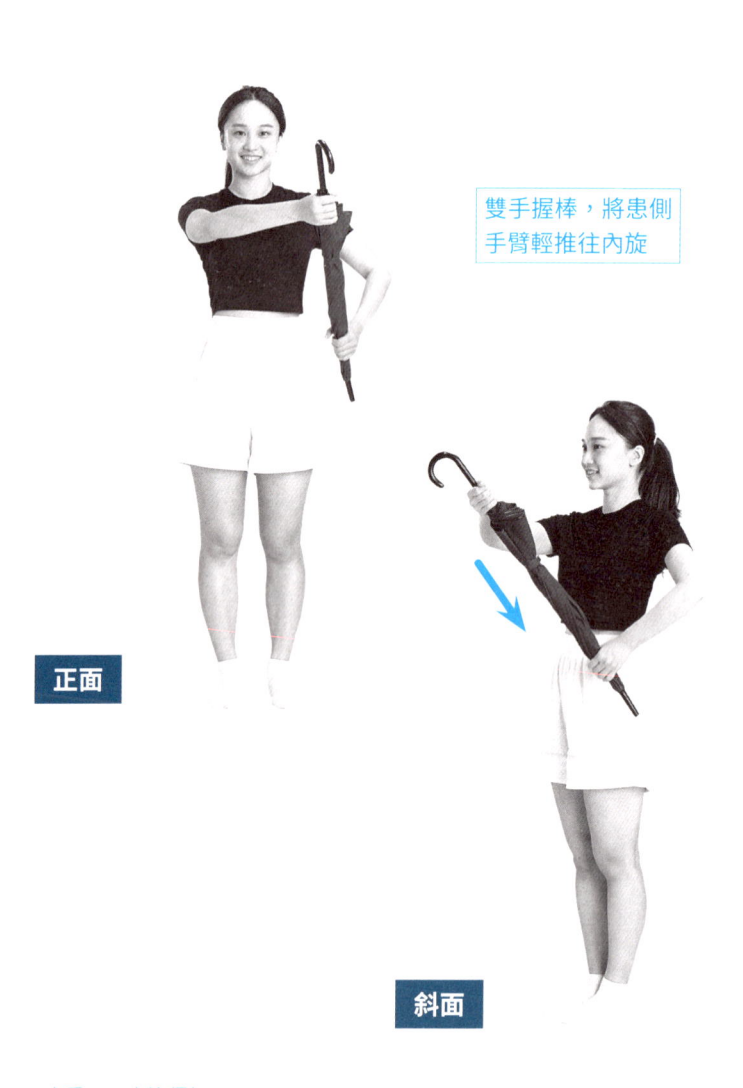

雙手握棒，將患側手臂輕推往內旋

正面

斜面

⚠ 建議每次勿過度推拉 10～15 下，勿壓迫性拉伸，以免刺激發炎。

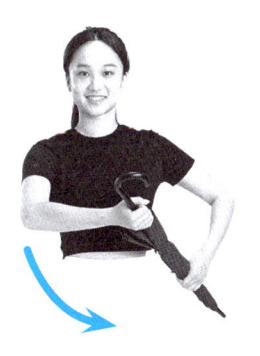

此動作適合肩關節已解凍，準備進一步提升活動度

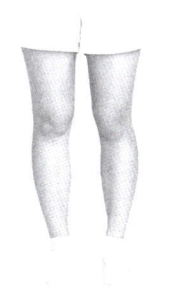

正面

斜面

第 5 章 從日常應用技巧到復健伸展、肌力增強

⑧ 桌面前伸滑動

桌面前伸滑動（Table Slide for Flexion）是坐在桌旁，雙手放置於桌上，緩慢向前滑動，將手臂延伸前推至感到肩膀微微拉伸即可。幫助恢復前舉動作，是日常生活中容易執行的訓練方式。

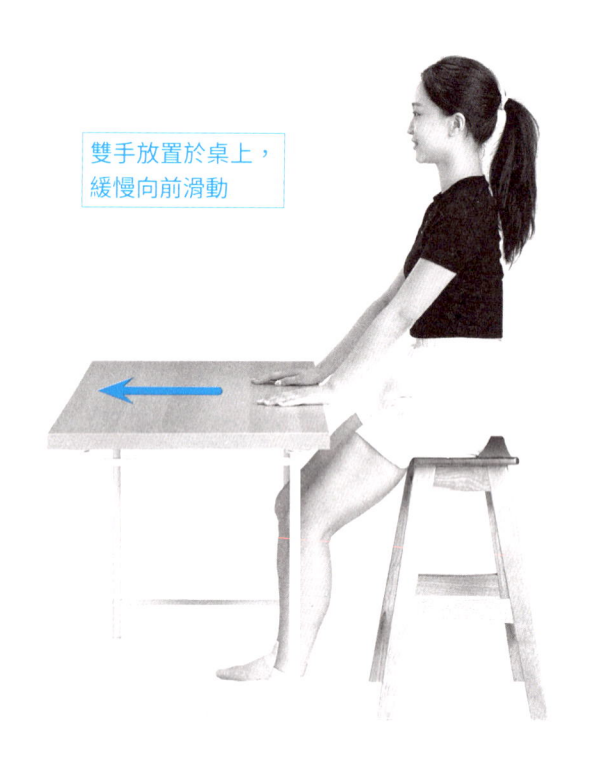

雙手放置於桌上，
緩慢向前滑動

⚠ 每次維持 10～15 秒，重複 5～10 次。
⚠ 注意維持背部挺直，勿用上身前傾代償。

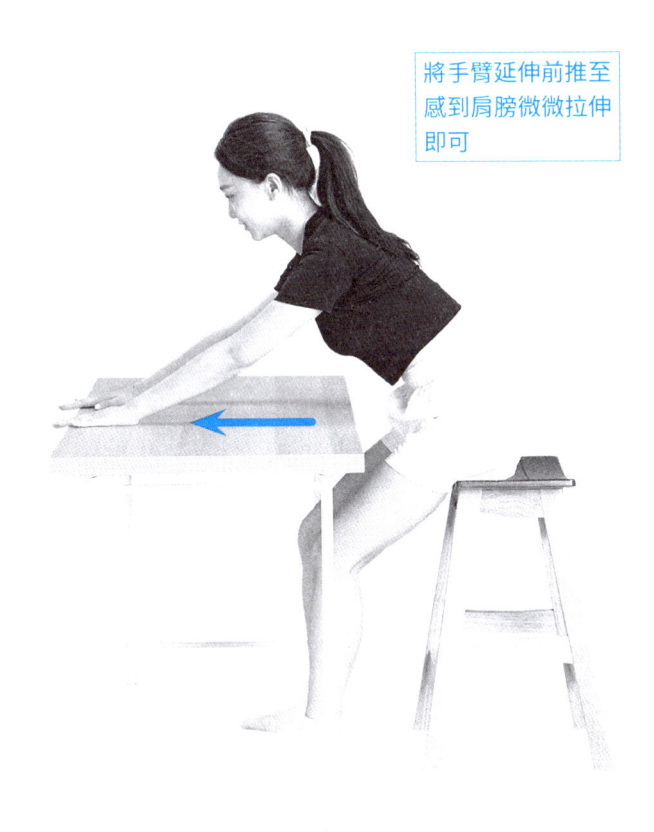

將手臂延伸前推至感到肩膀微微拉伸即可

⑨ 桌面側伸滑動

桌面側伸滑動（Table Slide for Abduction）與前滑相似，但改為將手臂往側邊滑動。可改善外展活動度與肩部側向穩定性。

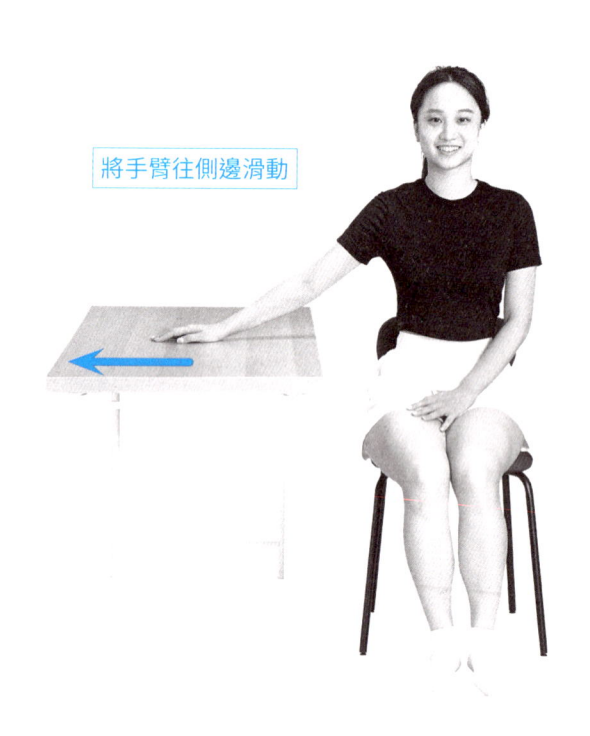

將手臂往側邊滑動

⚠ 每次維持 10～15 秒，重複 5～10 次，並搭配深呼吸，增加動作穩定性。
⚠ 避免肩膀過度外展或滑動過快。

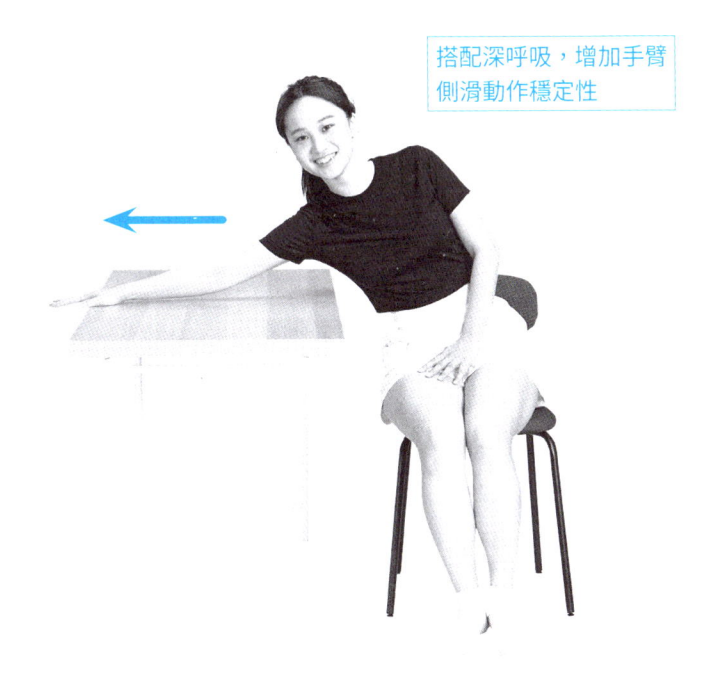

搭配深呼吸，增加手臂側滑動作穩定性

第 5 章 從日常應用技巧到復健伸展、肌力增強

⑩ 睡姿後肩囊伸展

睡姿後肩囊伸展（Sleeper Stretch）是讓身體側躺於床，將下方手臂彎 90 度貼床，另一手施力輕壓下方前臂，使肩膀產生內旋伸展。此動作針對後肩囊特別有效，尤其適合活動度較差的情況。

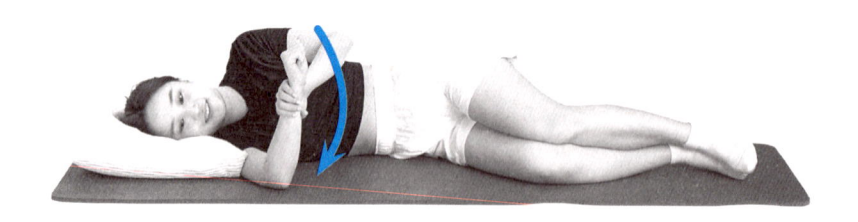

將下方手臂彎 90 度貼床，另一手施力輕壓下方前臂

⚠ 每次維持 10～30 秒，重複 3～5 次。
⚠ 注意不要用力壓迫，若有刺痛感應立即停止。

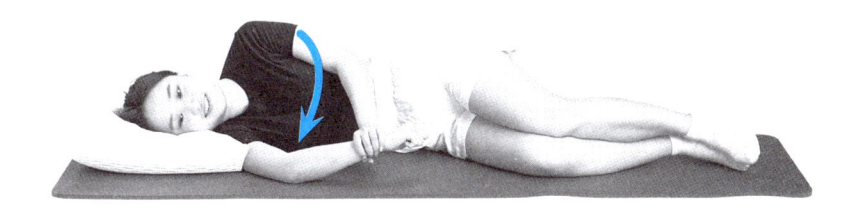

有刺痛感應立即停止

⑪ 門框胸肌伸展

門框胸肌伸展（Doorway Pectoral Stretch）是站在門口，雙手扶門框肩高，身體緩緩向前傾，拉伸胸大肌與肩前組織。此動作可改善圓肩姿勢與前肩壓迫感。

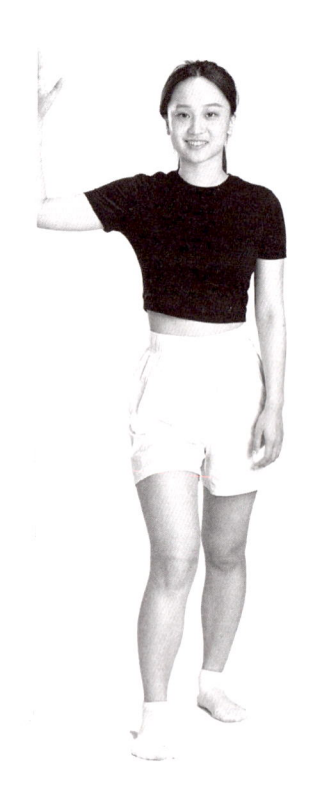

> 手扶門框肩高，
> 身體緩緩向前傾

正面

⚠ 每次拉伸 15～30 秒，建議重複 2 次。
⚠ 避免過度前傾或低頭駝背。

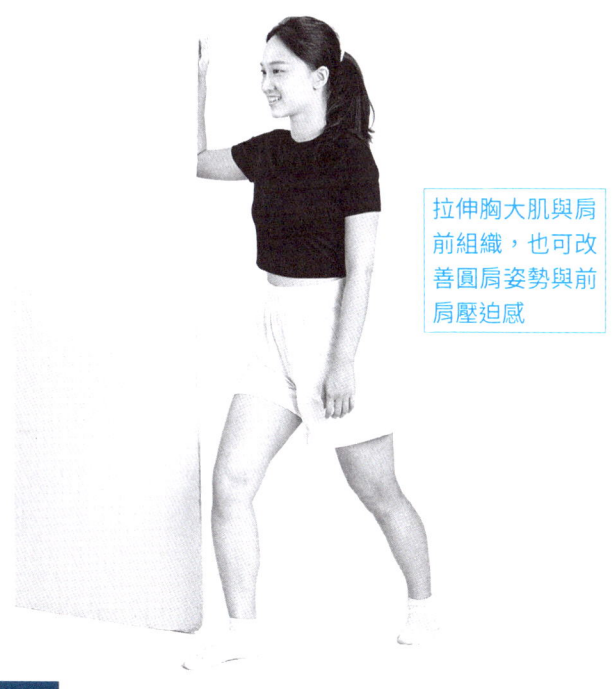

拉伸胸大肌與肩前組織，也可改善圓肩姿勢與前肩壓迫感

側面

⑫ 肩後上舉伸展

　　肩後上舉伸展（Overhead Triceps Stretch）是一手從頭後往背後彎曲，另一手輕推手肘向下，感受肱三頭肌與上背部被拉伸。

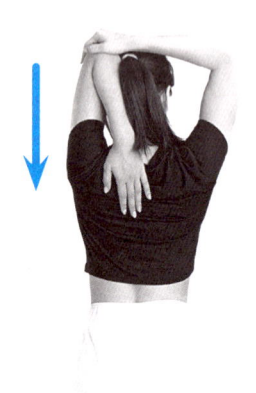

一手從頭後往背後彎曲，另一手輕推手肘向下

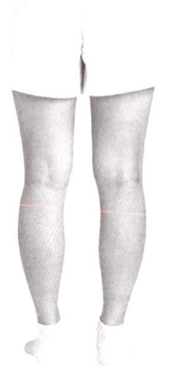

⚠ 動作期間保持頭部中立，避免脖子緊張。
⚠ 每次停留 15～30 秒，重複 2～3 次，依耐受度調整。

以上 12 種動作不需全部都做，可從中選擇幾種適合自己的，每天各練習幾組。

　　一般每種動作建議做 1～3 組依個人情況調整。練習時記得雙側平衡：患側著重練，健側也可適度活動一下，以免一邊太緊繃。

　　動作前後熱敷放鬆，效果更好。持續數週後，你應能感覺肩膀活動度逐步改善。

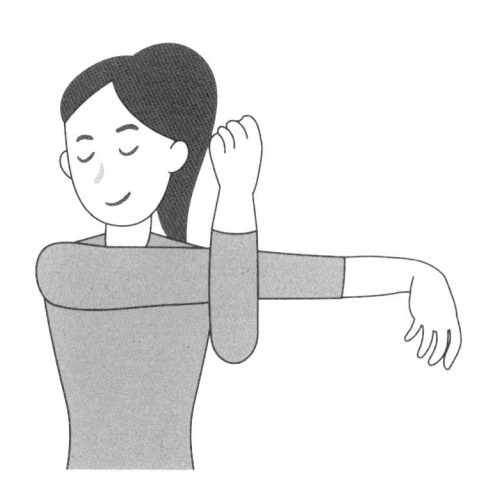

5-3 好還要更好！8 種五十肩康復期運動

當肩膀活動度明顯改善、疼痛減輕之後，就可以開始加入一些肌力增強和功能訓練的動作。

這些「好還要更好」的運動可以強化肩周肌群，讓肩關節更穩定有力，避免復發，也恢復正常生活的能力。

以下介紹 8 種適合五十肩後期或康復期的運動。

適合五十肩康復期的運動

① 肩關節等長內旋／外旋

在做肩關節等長內旋／外旋（Isometric IR/ER）時可以採取站姿或坐姿，手肘靠身體彎曲 90 度，分別對牆壁或毛巾用力往內或外推，但不產生實際動作。這類等長收縮可在無大幅活動下活化深層旋轉肌，特別適合剛脫離疼痛期者。

內推	內推
側面	斜面

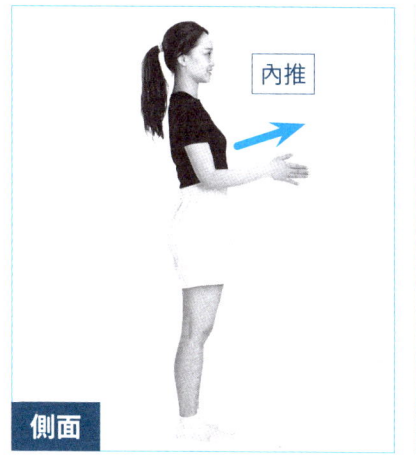

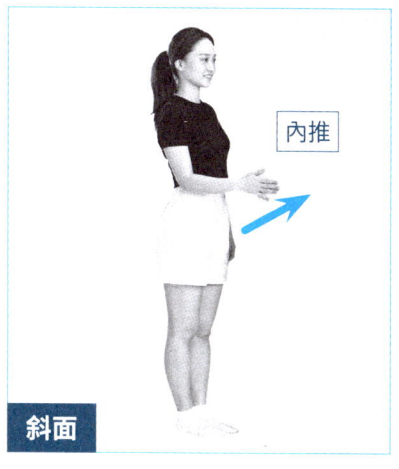

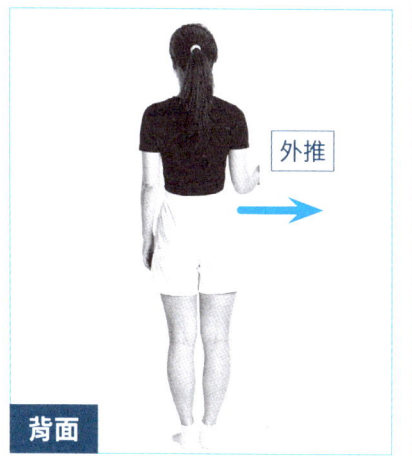

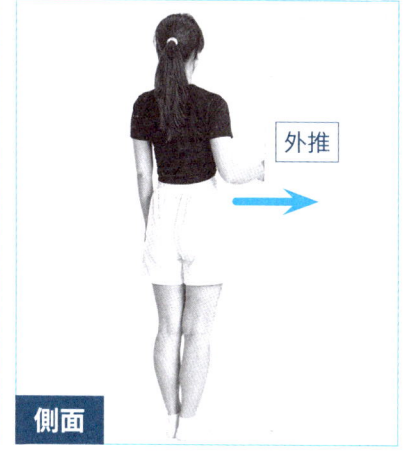

外推	外推
背面	側面

手肘彎曲 90 度靠身,分別對牆壁或毛巾用力往內或外推,但不產生實際動作

⚠ 每次維持 10 秒、做 5 次。
⚠ 注意不可聳肩,避免使用背部代償。

第 5 章 從日常應用技巧到復健伸展、肌力增強

② 彈力帶外旋

做彈力帶外旋時，先雙手持彈力帶，手肘夾緊身側，向外旋轉至約 45 度。可強化棘下肌與小圓肌，是肩穩定不可或缺的訓練。

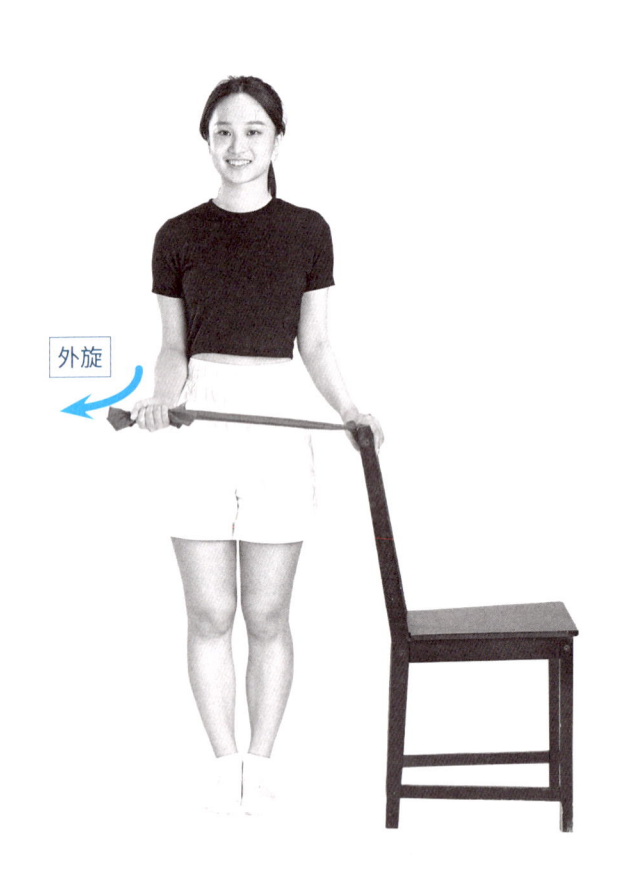

⚠ 建議選用輕阻力開始,每次 10～15 下。
⚠ 過程中保持肩膀下沉,不可夾背代償。

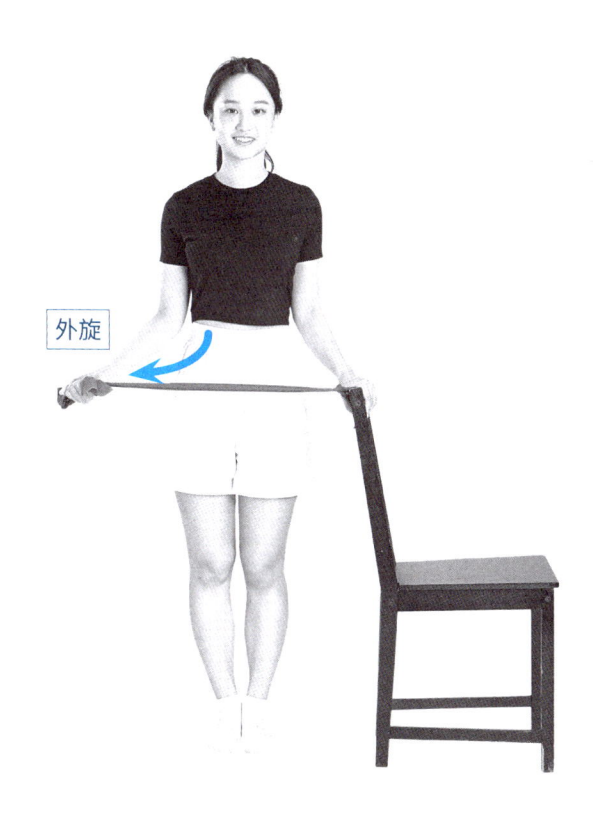

外旋

③ 彈力帶內旋

做彈力帶內旋時,可找一張椅子採坐姿手肘夾身,用彈力帶向身體內側拉動,強化肩胛下肌。此動作對肩膀前方控制與穩定很重要,尤其是在恢復日常活動前。

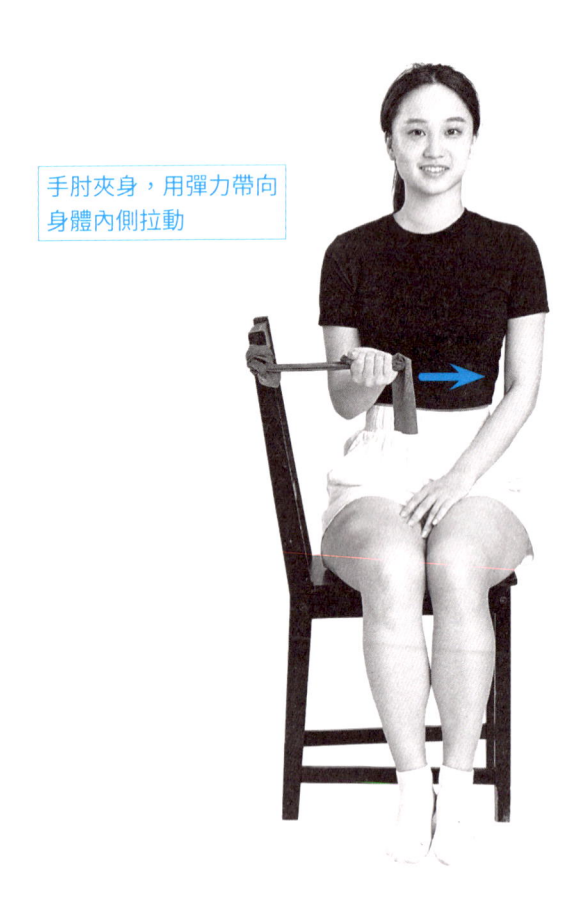

> 手肘夾身,用彈力帶向身體內側拉動

⚠ 每次 10～15 下。
⚠ 注意動作對稱,手肘勿移動。

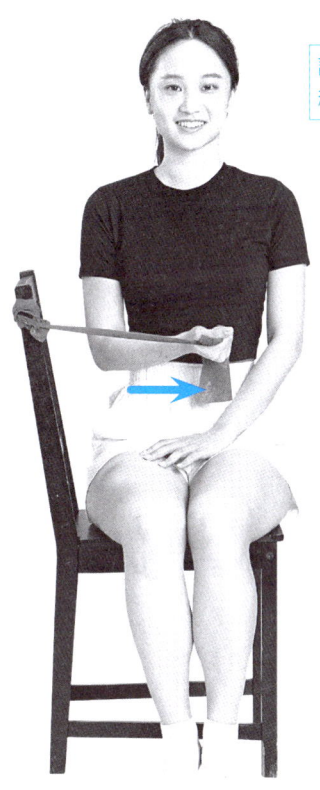

訓練肩膀前方的控制與穩定度

④ 肩關節水平外展

　　肩關節水平外展是雙手將彈力帶水平握緊，雙手同時向外水平拉展至肩高，訓練後三角肌與菱形肌。此動作幫助肩後控制，對改善肩胛穩定非常有益。

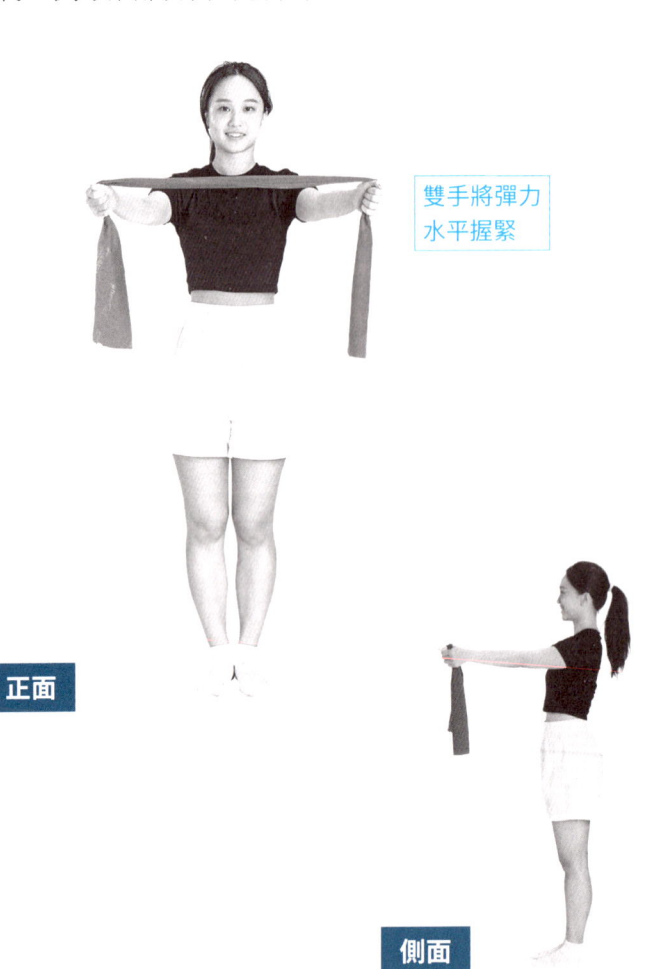

雙手將彈力水平握緊

正面

側面

⚠ 每次維持 10～15 秒,重複 2～3 次。
⚠ 應緩慢拉與放,避免拉過頭或旋轉軀幹。

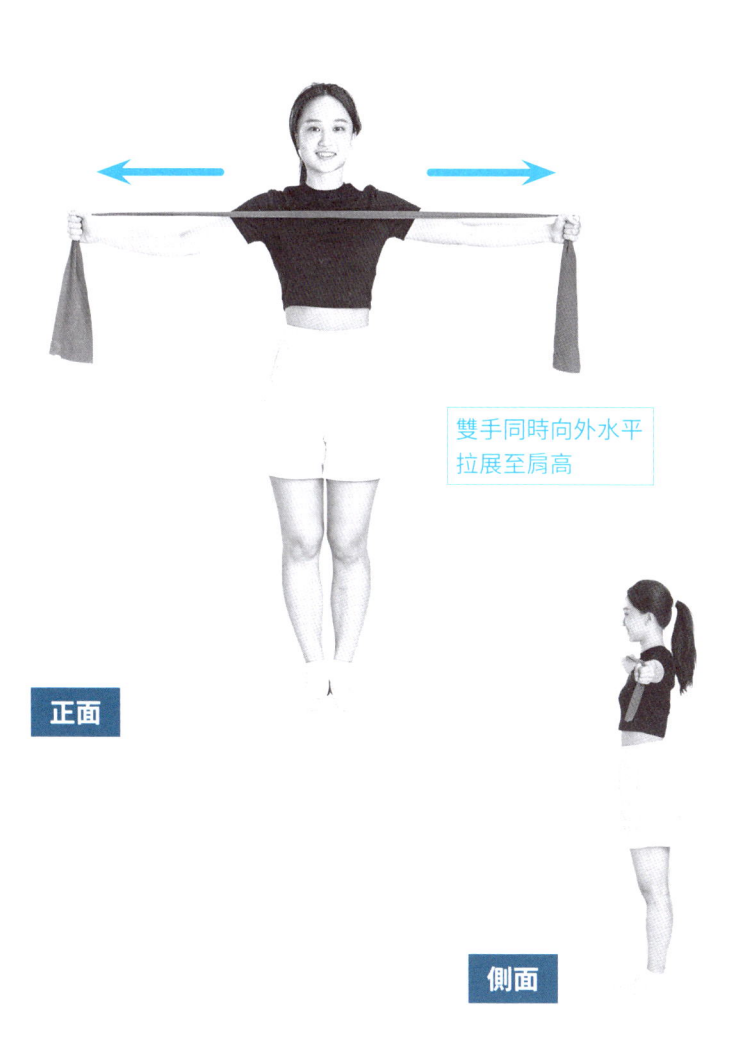

雙手同時向外水平拉展至肩高

正面

側面

第 5 章 從日常應用技巧到復健伸展、肌力增強　203

⑤ 肩關節斜角上舉

　　肩關節斜角上舉（Scaption）是手持輕啞鈴，從身體側前方約 30 度角度舉起至 120 度，再緩慢放下。此為符合肩胛運動軌跡的動作，有助恢復肩膀整體動作協調。

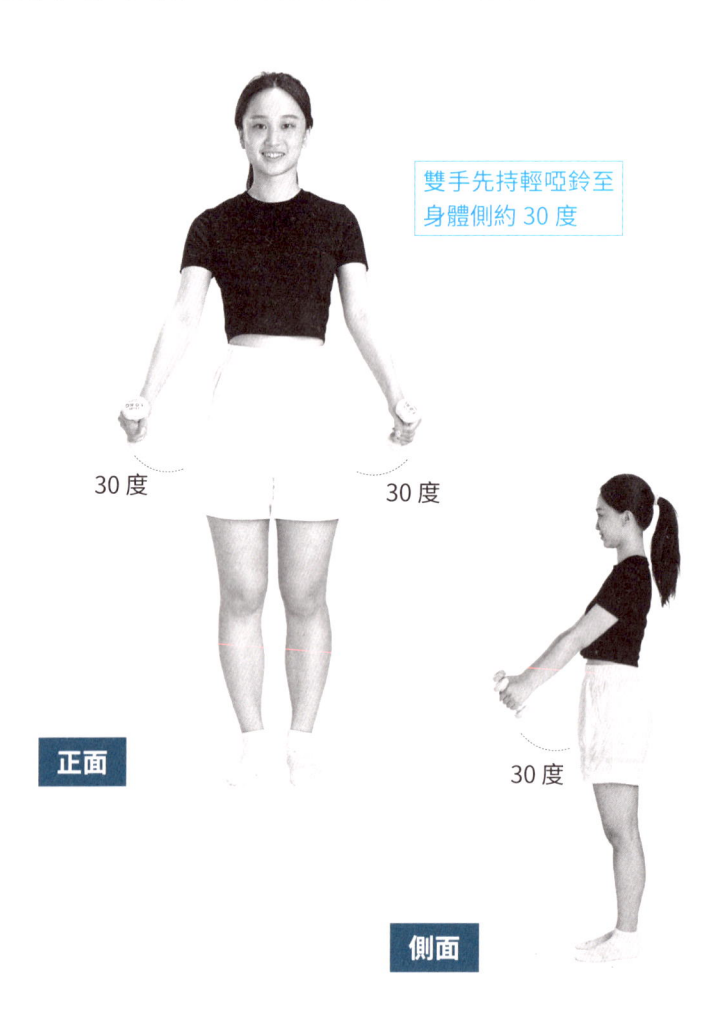

雙手先持輕啞鈴至身體側約 30 度

30 度　　30 度

正面

30 度

側面

⚠ 可執行 10～15 次。
⚠ 建議使用 1～2 公斤輕量啞鈴，避免代償。

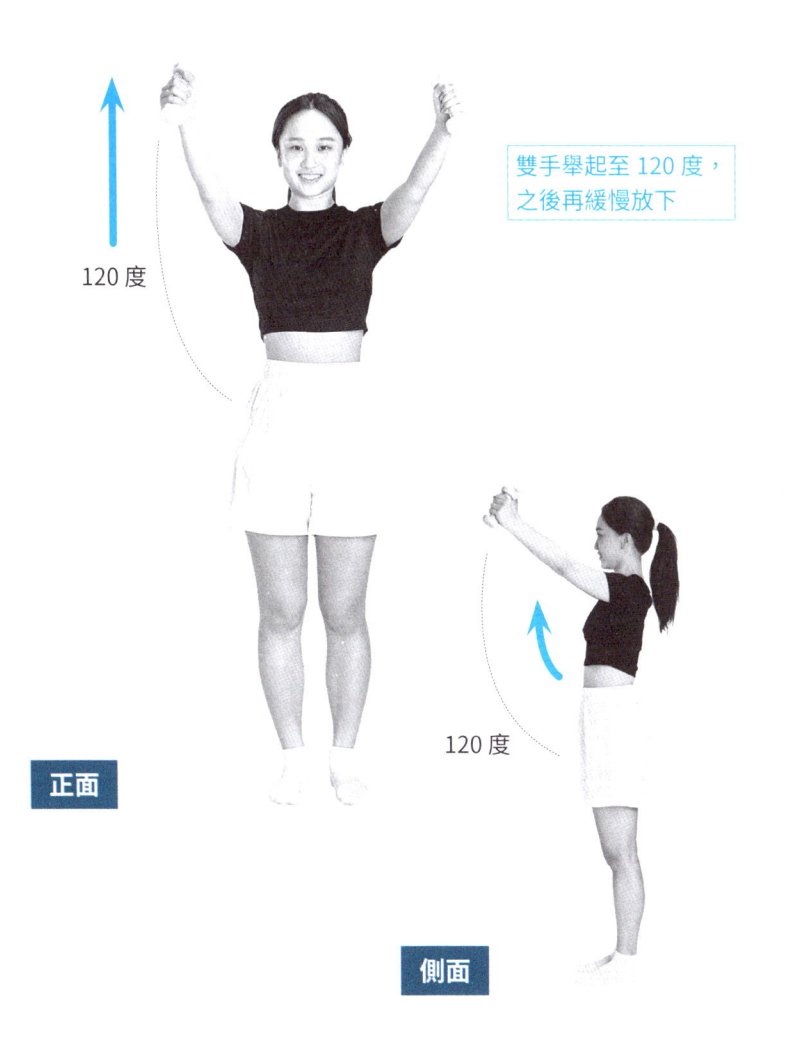

雙手舉起至 120 度，之後再緩慢放下

120 度

正面

120 度

側面

第 5 章 從日常應用技巧到復健伸展、肌力增強

⑥ 蝴蝶夾肩

蝴蝶夾肩（Scapular Retraction）是雙手扶於後腰或後臀，將兩側肩胛骨往脊椎方向夾緊，維持 5 秒再放鬆。此動作可活化菱形肌與下斜方肌，是改善圓肩與肩胛不穩的基礎訓練。

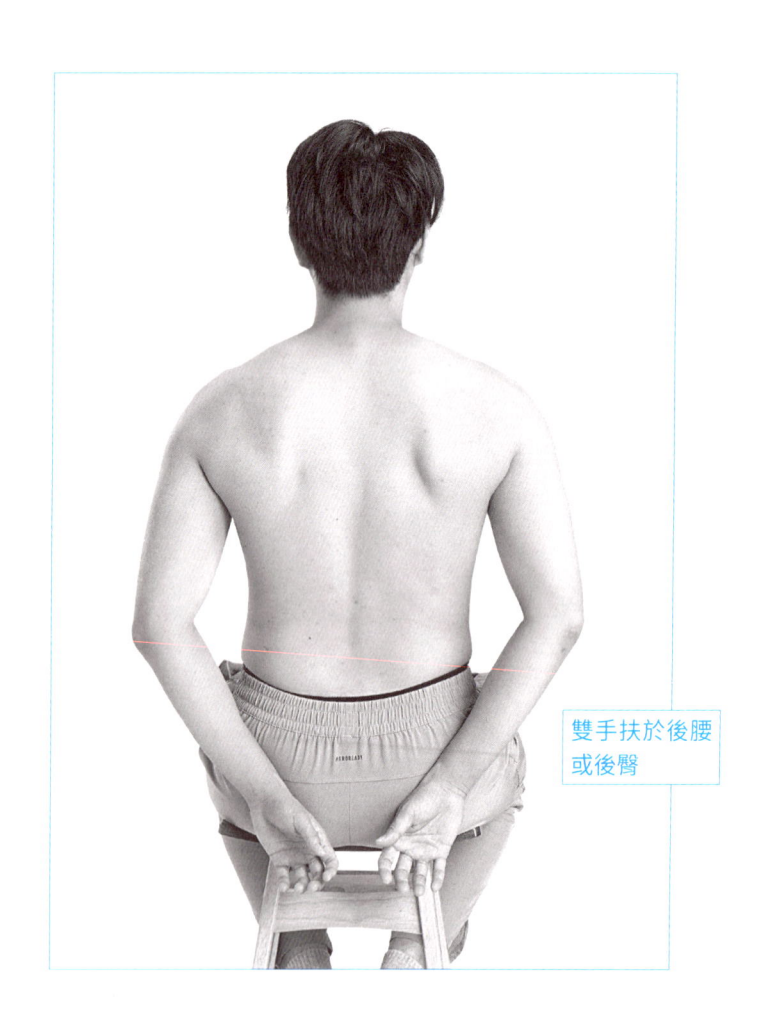

雙手扶於後腰或後臀

⚠ 每次維持 5 秒再放鬆，進行 3～5 次。
⚠ 注意避免過度聳肩。

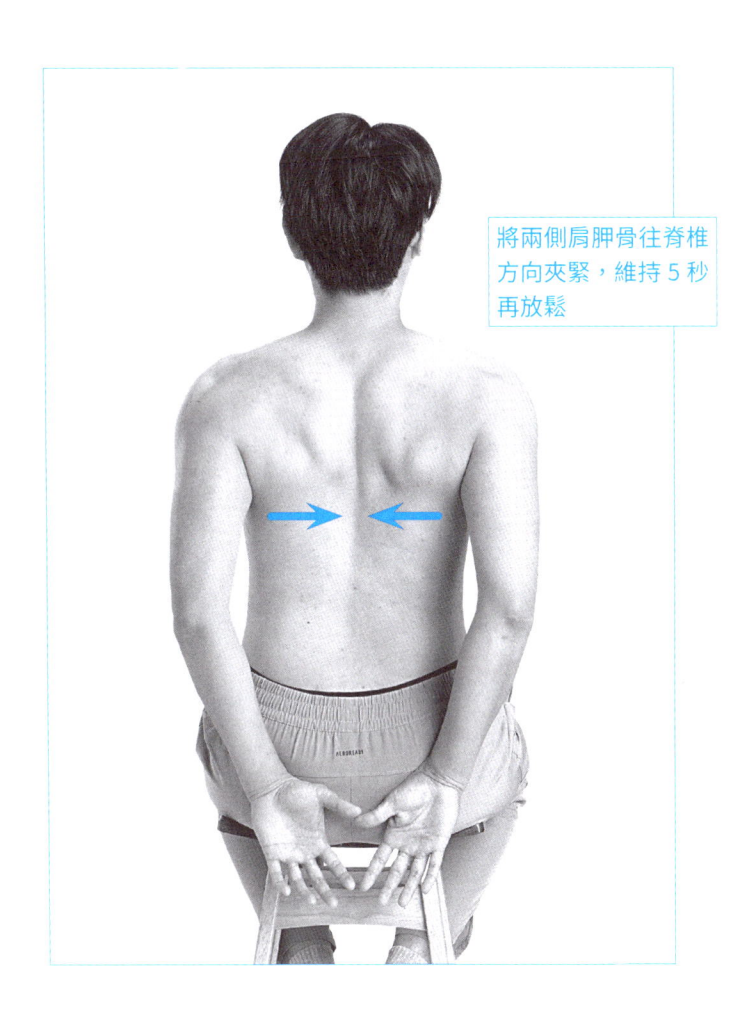

將兩側肩胛骨往脊椎方向夾緊，維持 5 秒再放鬆

第 5 章 從日常應用技巧到復健伸展、肌力增強

⑦ 牆上推掌

牆上推掌（Serratus Punch）是採取站姿面對牆，手平舉貼牆，慢慢推遠手掌，使肩胛往前滑動。這動作可訓練前鋸肌，改善肩胛貼附與穩定。

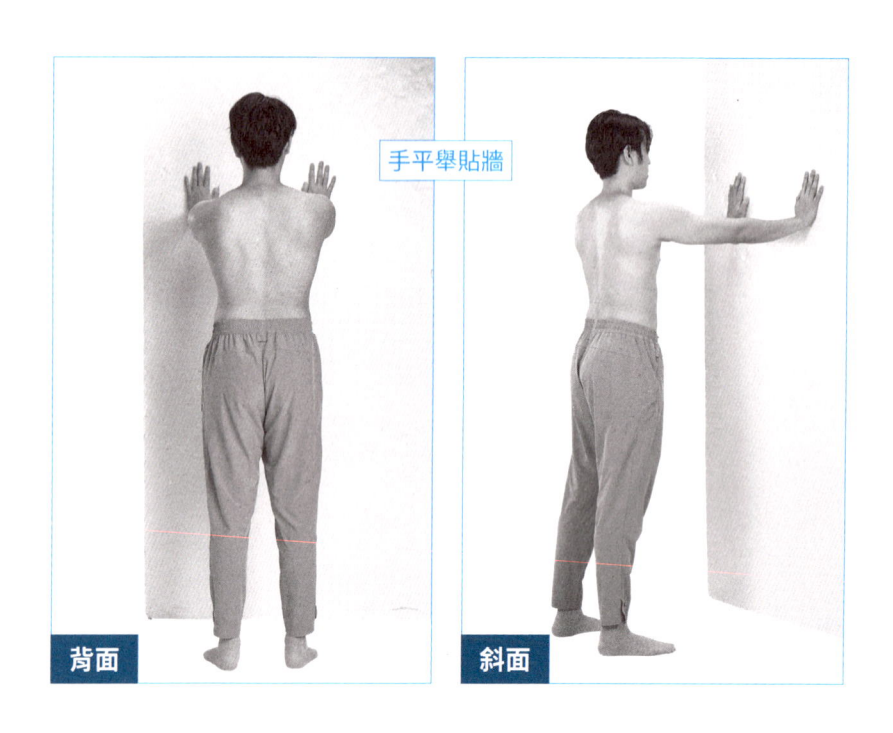

手平舉貼牆

背面

斜面

⚠ 每次重複 10 下，過程中保持手肘微彎，勿用力過度。

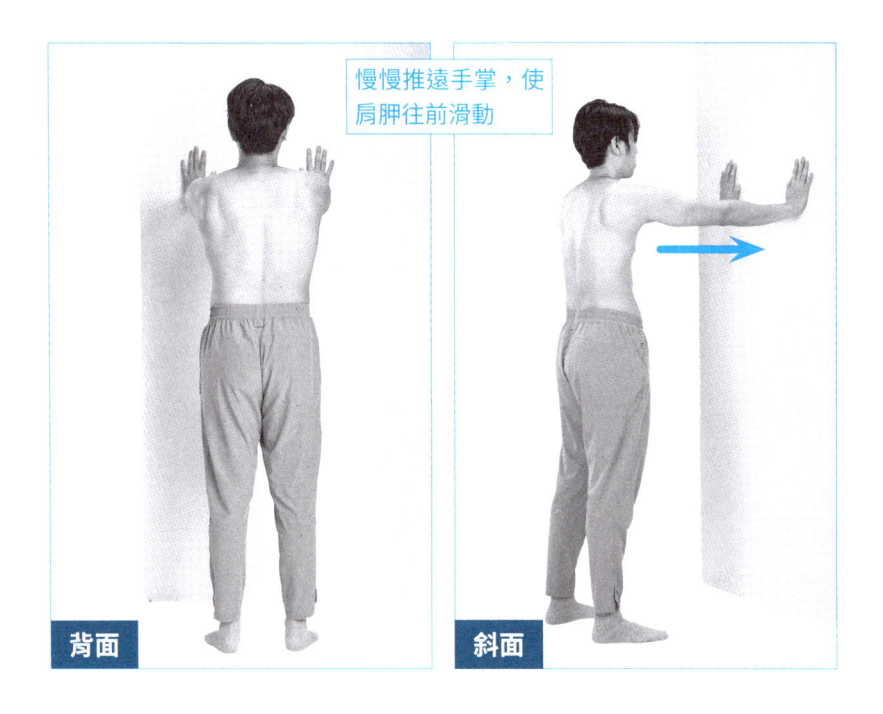

慢慢推遠手掌，使肩胛往前滑動

背面

斜面

⑧ 站姿伏地挺身

站姿伏地挺身（Wall Push-Up）是讓雙手撐牆，進行站姿伏牆挺身，練習肩、胸與核心肌群的整合動作。為初階強化上肢穩定動作，建議每日進行 2 組，每組 10～15 下。

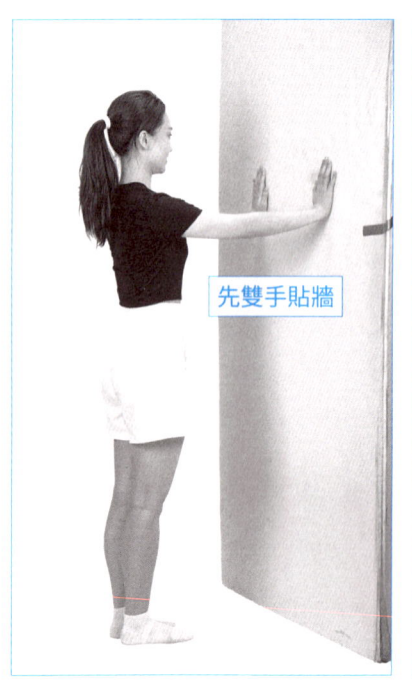

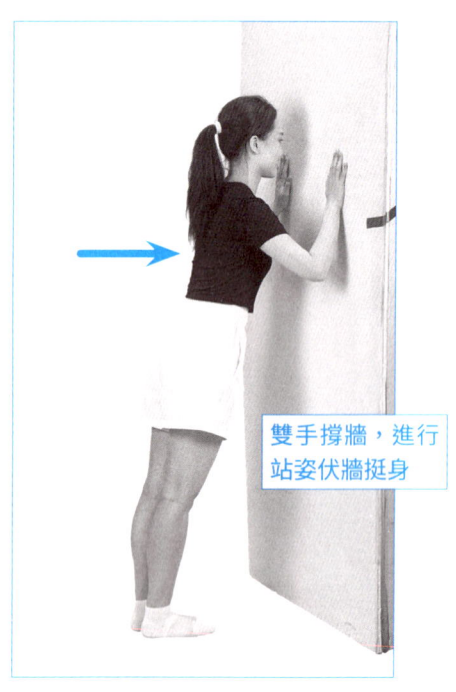

先雙手貼牆

雙手撐牆，進行站姿伏牆挺身

⚠ 每次 10～15 下，每日 2～3 組。
⚠ 保持身體挺直，避免塌腰與聳肩。

上述這些「更進一步」的運動在五十肩中後期非常有價值。每個人的情況不同，請依自身能力選擇性地進行。

　　不需要把 8 種全做，但應涵蓋肩膀各方向肌群的強化。比如外旋、內旋、舉手、推舉、拉背等都要稍微顧及。

　　每週可安排 3 〜 4 天做肌力訓練（與伸展交替進行或同日不同時段），讓肩膀有休息適應時間。

　　這些訓練能讓你的肩膀不僅不痛了，還更強壯，在恢復後期避免一用力就受傷。當然，如果某動作引起不適，應停止並諮詢專業人員。

5-4 日常小技巧！肩膀復健應用在生活中

五十肩的復健不只是在診間做運動，生活中很多小動作也會影響恢復進度。以下日常生活應用小技巧，幫助你把肩膀照顧融入日常，讓每一天都成為復健的一部分。

▍肩膀復健的生活應用小技巧

❶正確睡姿

夜間肩痛常讓人難以入眠。建議睡覺時採用仰臥姿勢，避免直接壓到患側肩膀。如果習慣側睡，請睡在健側肩，患側肩在上方，同時在胸前抱一個枕頭或抱枕，讓患側手臂有支撐，減少肩膀懸空下垂的壓力。這樣可以降低夜間肩部牽扯引發的疼痛，提升睡眠品質。

❷抱物、提物姿勢調整

拿東西時，儘量將物品靠近身體、雙手平均分擔重量，避免單手扭轉或舉過肩的動作。購物袋可使用背包或拖車代替，減少單側肩膀受力。彎腰拿東西時應屈膝而非彎腰，並保持核心穩定，避免讓肩膀過度出力。

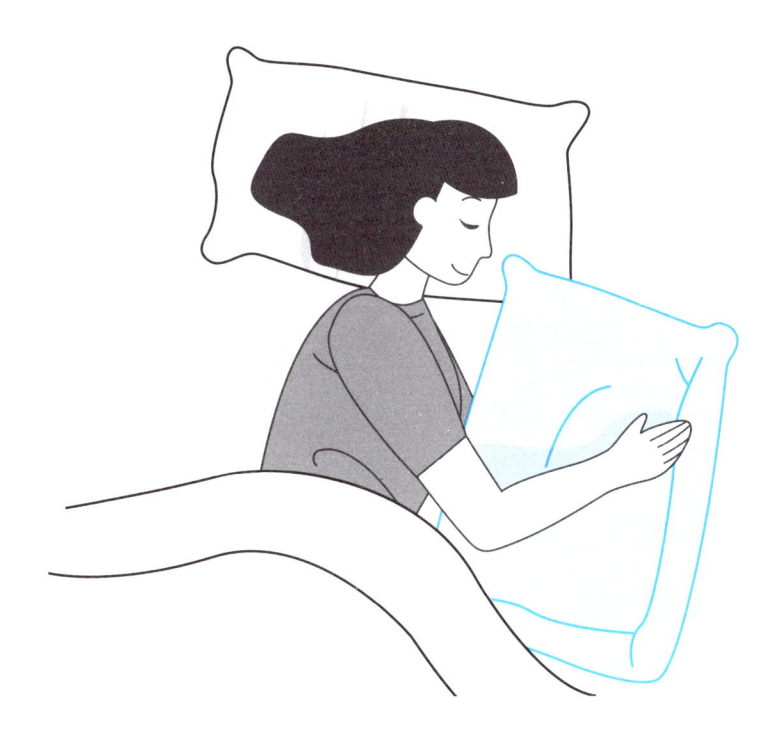

肩痛側睡建議

建議睡覺時採用仰臥姿勢,避免直接壓到患側肩膀。如果習慣側睡,請睡在健側肩,患側肩在上方,同時在胸前抱一個枕頭或抱枕。

❸避免長時間固定姿勢

長時間打電腦、滑手機或看電視會讓肩頸僵硬，影響肩膀血液循環與肌肉彈性。建議每 30～45 分鐘就站起來伸展 2～3 分鐘。可設定計時器或使用手機提醒自己活動肩膀，哪怕只是輕鬆轉動手臂或做幾下牆面滑手，都有幫助。

❹穿脫衣服技巧

五十肩患者穿衣時抬手動作會很困難。建議選擇前開扣或拉鍊式的上衣，而非套頭衫，減少手臂需要大幅度後扭的機會。

穿衣時先套患側手臂，再套頭和另一手，脫衣則相反，先脫健側讓患側最後滑出。女性如戴胸罩困難，可以改穿前扣式內衣，或將扣子扣好後從腳下往上拉穿。

運用這些技巧，可以避免過度扭動疼痛的肩膀，同時保持自理生活的方便。

❺拿取物品的策略

肩膀沒法抬高時，拿高處的物品成了難題。這時可以借助工具或改變方式：常用物品儘量放在容易拿取的高度；需要拿高處東西時，可使用長柄夾、小板凳或請人幫忙，千萬別逞強硬舉手去夠，以免拉傷疼痛。開門時如果覺得肩膀用

力痛，可以側身用身體帶動手臂推門。

　　總之，順勢而為，巧用輔具，不要讓肩膀做超出它能力的事。

❻善用熱療放鬆

　　在家中可以勤熱敷患肩，除了運動前，平時覺得肩膀緊時也可以熱敷 15 ～ 20 分鐘。或者在洗澡時讓熱水沖肩膀，也是不錯的放鬆方法。熱敷完可以嘗試輕柔地做幾下前述伸展動作，效果更好。

　　白天覺得肩膀冷硬時，可以在肩上披一件薄圍巾或外套保暖，保持血液循環。溫暖的肩膀比較舒服，也比較不容易僵硬。

　　透過以上這些貼心小技巧，你可以在日常生活中減輕五十肩帶來的不便。同時，將復健融入生活點滴，例如等水燒開時爬個牆、看電視時做肩胛擠壓，都能讓肩膀在無形中多活動一點。

　　生活即是復健，復健也可以融入生活，兩者結合將大大有利於你的復原。

【結語】
五十肩是可以痊癒的！

陪著許多患者走過五十肩的治療之路，我們深刻體會到：治療是一個過程，而非瞬間的奇蹟。不少患者剛開始期待有沒有某種神奇的方法，明天一覺醒來肩膀就不痛了、手舉得高高的。然而，現實是五十肩的康復沒有捷徑可走，它需要經歷一段時間的努力和調養。

治療是過程，不是奇蹟

五十肩一開始治療時，疼痛可能只消除了 20%，活動度增加了 10%，看起來微不足道，但這正是過程的一部分。隨著每週復健運動、每次治療的累積，改善會一點點加乘。也許哪天你突然發現：「咦，我今天居然可以梳頭髮了！」這不是奇蹟，而是過程的累積成果。

我們的臨床經驗中，沒有哪個五十肩患者是靠一次神奇療法就痊癒的，大家都是一步一腳印走過來的。治療好比把冰凍的肩一層層解凍，需要時間和耐心。但請相信，這個過程的終點就是重獲健康的肩膀。只要你願意參與治療過程，最終的痊癒就會水到渠成地到來。

▍制定合理的計畫，理解康復是起伏的曲線

面對五十肩，我們鼓勵你設定一個合理的治療計畫，並理解康復並非直線上升，而是有起伏的曲線。

首先，和你的治療團隊一起為自己訂定一個目標和預期時間表。例如：3個月後希望日常活動幾乎不痛，6個月後希望能抬手過肩。訂下目標後，每週、每月追蹤自己的進步幅度。

如果某段時間停滯不前，也不要氣餒，這可能是正常的復原曲線波動。很多患者在治療第2個月時遇到瓶頸，覺得怎麼卡住了，但第3個月又突破了。

康復過程可能像股票走勢，有時上揚，有時平台，偶爾還可能因為天氣變化或勞累出現暫時的退步（比如這週比較忙，肩膀又痛了些）。這些都是正常的，不要因此懷疑治療無效或放棄計畫。重要的是持續遵循計畫，大方向保持前進。

你可以準備一個恢復日記，記錄每天的肩膀活動度（例如手可以舉多高）和疼痛程度，幾週後回頭看，你會發現整體而言是在往好的方向走。

設定合理的期望值，不奢望奇蹟般瞬間痊癒，也不消極悲觀，穩步踏實地按照計畫行事，你的肩膀一定會一天比一天進步。

▍提醒自己再撐一下，給肩膀多一點時間

五十肩的康復之路上，耐心與配合是兩個最重要的同行者。所謂耐心，是指你對自己的身體要有耐心。也許你已經忍受肩痛多時，渴望快點好起來，但肩關節的組織修復就是需要時間。

每一次拉伸、每一回治療，都像在給關節囊一點點刺激，促使它鬆動與癒合。這不是一夜可以達成的。當復健過程中感到厭倦或心急時，提醒自己再撐一下，給肩膀多一點時間。在我們治療過的患者中，那些最後成功痊癒的人，無一不是在低潮期咬牙堅持下去的。

▍治療不是單方面的施與受，信任彼此效果才會好

所謂配合，是指患者與治療團隊的合作。醫師、物理治療師會為你提供專業指導，但真正每天執行的人是你自己。請相信他們的專業並積極配合，例如按照指示每天做運動、依時回診治療、遵從醫囑用藥等。同時，如果你在治療中有任何不適或疑問，也要主動反饋，讓治療師了解你的感受，以便調整策略。

治療不是單方面的施與受，而是雙方協力完成的課題。你的身體你最了解，醫師有專業知識，兩相結合才能找到最合適的步調。有些要求的動作你覺得很辛苦，但在安全範圍

內，儘量達成設定的練習量。

同樣地，治療團隊也會配合你的生活作息調整治療計畫。例如某些動作你實在做不到，要及時告訴他們，以便尋找替代方案。只有相互配合、彼此信任，治療才能達到最佳效果。

▌從今天開始動起來，為痊癒之路累積資本

最後，我想以鼓勵的話作為結尾：五十肩是可以痊癒的，而改變就從今天開始！不管你的肩膀痛了多久、凍得多厲害，現在就是重新出發的時刻。請帶著希望與決心，開始實踐我們在本書中討論的觀念和方法。

如果你還在猶豫要不要動，不妨就從一個最簡單的鐘擺運動開始；如果你已經有所改善，不妨挑戰下一個進階運動，讓肩膀更強健。每一分每一秒的努力，都在為你的痊癒累積資本。

今天就開始行動吧！從小小的伸展動作做起，從改變一個姿勢做起。相信自己可以戰勝五十肩。讓我們一起迎接那一天──當你舉手投足再也沒有疼痛陰影，肩膀靈活如初，你可以自豪地告訴自己：「我做到了！」五十肩並不可怕，可怕的是放棄希望。

不論你正處於哪個階段，請堅信前方有光明在等著你。

現在，深呼吸，挺起胸膛，邁出復健的腳步──痊癒的肩膀就在不遠處向你招手！祝福你早日重拾無痛自如的快樂人生。

五十肩，一定治得好！
徐子恆醫師用千例臨床經驗找出真正關鍵，教你如何重拾健康肩膀！

作　　　者	徐子恆
特約編輯	黃信瑜
美術編輯	謝彥如
插　　　畫	蔡靜玫、洪祥閔
內頁攝影	Fieldy Studio 葉治欣
動作示範	謝依彤、謝閔昕

社　　　長	洪美華
總 編　輯	莊佩璇
副總編輯	顧　旻
主　　　編	何　喬
出　　　版	幸福綠光股份有限公司
地　　　址	台北市杭州南路一段 63 號 9 樓
電　　　話	(02)23925338
傳　　　真	(02)23925380
網　　　址	www.thirdnature.com.tw
E - m a i l	reader@thirdnature.com.tw
印　　　製	中原造像股份有限公司
初　　　版	2025 年 7 月
郵撥帳號	50130123 幸福綠光股份有限公司
定　　　價	新台幣 370 元（平裝）
I S B N	978-626-7254-81-3

本書如有缺頁、破損、倒裝，請寄回更換。

總經銷：聯合發行股份有限公司
新北市新店區寶橋路 235 巷 6 弄 6 號 2 樓
電話：(02)29178022 傳真：(02)29156275

國家圖書館出版品預行編目 (CIP) 資料

五十肩，一定治得好！徐子恆醫師用千例臨床經驗
找出真正關鍵，教你如何重拾健康肩膀！／徐子恆
著 -- 初版 . -- 臺北市：幸福綠光 , 2025.07
面；　公分

ISBN 978-626-7254-81-3（平裝）

1. 冷凍肩　2. 運動療法
416.613　　　　　　　　　　　　114006409